该专著的出版由海南省自然科学基金资助,项目批准号为 822RC738

饮食营养与健康

孟晓 著

吉林科学技术出版社

图书在版编目(CIP)数据

饮食营养与健康 / 孟晓著. —— 长春：吉林科学技术出版社，2022.6

ISBN 978-7-5578-9484-9

Ⅰ.①饮… Ⅱ.①孟… Ⅲ.①饮食营养学－基本知识
Ⅳ.①R155.1

中国版本图书馆 CIP 数据核字(2022)第 115975 号

饮食营养与健康

著	孟　晓	
出 版 人	宛　霞	
责任编辑	张　楠	
封面设计	张啸天	
制　　版	济南越凡印务有限公司	
幅面尺寸	170mm×240mm	
开　　本	16	
字　　数	149 千字	
印　　张	13.5	
印　　数	1－1500 册	
版　　次	2023年1月第1版	
印　　次	2023年1月第1次印刷	

出　　版	吉林科学技术出版社
发　　行	吉林科学技术出版社
地　　址	长春市南关区福祉大路5788号出版大厦A座
邮　　编	130118
发行部电话/传真	0431-81629529　81629530　81629531
	81629532　81629533　81629534
储运部电话	0431-86059116
编辑部电话	0431-81629510
印　　刷	廊坊市印艺阁数字科技有限公司

书　　号	ISBN 978-7-5578-9484-9
定　　价	38.00 元

前　言

　　人类为了生存，每天必须摄入食物，但要保证人体健康，就要注意所摄入食物的数量、质量及其合理的搭配，做到既吃饱又吃好。实践证明，合理营养能够促进健康，反之，则不利于身体健康。

　　在现代生活中，人们的饮食观念要随着饮食科学的发展不断更新，在追求食物美味的同时，要注重食物的合理选择，达到营养、卫生的要求；在食物搭配上要讲究合理、平衡的膳食结构，这样才能满足人体的正常需要，有利于人体健康。近年来，随着营养科学、生命科学、食品科学等的飞速发展，对于有益健康的食物成分及饮食与疾病相互关系的研究不断得到广泛、深入地拓展，通过改善饮食条件与食物组成，发挥食物本身的生理调节功能，以提高人类健康水平。

　　本书由孟晓著，作者以饮食营养与健康为论述核心，对饮食营养与人体健康的关系、食物的消化与吸收、人类实现精准营养的基本需求、《"健康中国 2030"规划纲要》解读、人体所需的营养成分、常见食品的营养价值、植物化学性物质及其功用、营养与慢性病等问题进行了详细的论述与说明，以期为读者提供有意地借鉴和参考。

　　本书在撰写过程中借鉴、吸收了大量著作与部分学者的理论作品,在此一一表示感谢。但由于时间限制加之精力有限,虽力求完美,但书中仍难免存在疏漏与不足之处,希望专家、学者、广大读者批评指正,以使本书更加完善。

目　录

第一章　绪论

饮食是人类生存、健康、长寿的物质基础,饮食与人类健康的关系是人类历史长河中亘古不变的永恒主题。人类不仅需要食物提供能量和各种营养素来满足自身生理和活动的需要,保证身体的健康,还要求食物无毒、无害、卫生,保证食用安全。同样,饮食能给健康带来益处,也能给健康带来害处。因此,普及营养学基础知识,了解饮食、营养与疾病、合理膳食与健康的关系等具有重要意义。

第一节　饮食营养与人体健康的关系

一、健康的概念

传统观念认为"没有疾病就是健康"。随着社会的发展,科技的进步,人类对自身认识的加深,人们对健康的认识更为全面和深刻。世界卫生组织(WHO)关于健康的定义是:"健康不仅是没有疾病,而且包括躯体健康、心理健康、社会适应良好和道德健康。"

另外,介于健康与疾病之间的中间状态称为"亚健康",又叫"第三状态"。"亚健康"状态是健康与疾病的交叉地带,常伴有食欲不振、头痛、失眠、心绪不宁、精神萎靡、注意力不集中、疲劳、健忘等现象,而在医院又检查不出器质性病变。长期处于"亚健康"状态对身体的危害有:"亚健康"是大多数慢性非传染性疾病的疾病前状态;降低工作、学习效率及生活质量;极易导致精神、心理疾病;影响睡眠质量,加重身心疲劳;缩短寿命。导致"亚健康"的原因较多,如饮食不合理、睡眠不足、过度紧张、压力过大、不良情绪影响、过量吸烟、酗酒,缺少运动,心理障碍等。其中,饮食不合理是最常见的原因,要使人们从"亚健康"状态恢复到健康状态,同样离不开合理营养。

(一)影响健康的因素

人体的健康状况受很多因素影响,如环境因素、生活方式因素、生物遗传因素及医疗卫生服务因素等。

环境因素包括自然环境和社会环境。自然环境是人类生存的必要条件,包含物理因素(如气流、气温、气压、噪声、辐射等)、生物因素(如动物、植物及微生物等)及化学因素(如天然的无机化学物质、人工合成的化学物质及动物和微生物体内的化学元素)、社会环境因素(如社会制度、经济状况、人口状况、文化教育水平等)与人类健康有密切关系。

生活方式是指人们长期受到一定社会经济、文化、风俗、家庭影响而形成的一系列的生活习惯、生活制度和生活意识。生活方式和行为因素对健康影响较大。健康的生活方式可促进、维护健康,而不健康的生活方式将严重威胁人类的健康。1992 年 5 月,世界卫生组织在《维多利亚宣言》中提出"戒烟限酒"是健康的四大基石之一;2018 年 12 月 20 日,世卫组织官网把这个建议从"戒烟限酒"变为了"戒烟戒酒",进一步强调健康饮食应该"减少饮酒,最好滴酒不沾"。在此健康宣言原则下建立起来的生活方式,就是健康的生活方式。此外,健康的生活方式还包括生活节奏有规律、充足的睡眠、纠正不良行为等。与健康生活方式相对立的如膳食结构不合理、不良的饮食习惯,缺乏运动或运动不足,吸烟,过量饮酒、酗酒,心理失衡,生活无规律、睡眠不足,有病不求医、乱吃补药、滥用保健品等属于不健康的生活方式和行为。

生物遗传与健康有直接关系,很多疾病如高血压、糖尿病、癌症、肥胖症等均与遗传有关。

医疗卫生服务在治疗和预防疾病、保障人体健康方面有着重要作用。

(二)饮食营养与人体健康的关系

人的整个生命过程都离不开营养。人处于胎儿阶段时就必须从母体中获取自己所需要的一切营养物质,因此,孕妇的营养对于孩子的健康有着至关重要的影响。婴幼儿和青少年时期的合理营养,对其身心的发育起着决定性的作用。合理的营养又是中老年人保持生命活力、延缓衰老的重要物质基础。对于疾病患者来说,合理的营养可增强机体抵抗力,促使其早日康复。

合理膳食包括平衡膳食、合理营养和良好的饮食习惯。合理膳食是维持体内代谢平衡、正常生理功能、促进生长发育、增强免疫功能、保证机体健康、防治疾病和延年益寿的物质基础。人体每日对各种营养素的需求有一个最低要求,如果长期营养素摄入不足,就会阻碍人体生长发育,使身体瘦弱、矮小和畸形,或者虚弱无力、精神不振、易于疲劳、对外界环境条件适应能力差,降低对疾病的抵抗力,甚至过早衰老、缩短寿命。反之,如果长期营养素摄入过剩,对人体健康也很不利。研究表明,很多慢性非传染性疾病,如心血管疾病、肥胖、高血压、糖尿病及癌症等主要是由于长期饮食不科学而导致营养过剩或营养不平衡而引起的,因此,饮食与营养关系着人民群众的健康。

二、中国居民膳食营养素参考摄入量

营养素摄入过多或过少,均不利于机体的健康。因此,必须科学、合理地安排每日膳食,以提供种类齐全、数量合适、比例适宜的营养素。为了指导人们科学饮食,保证合理营养,促进健康长寿,我国和世界上许多国家都制定了每日膳食营养素供给量(RDA)标准。但是,以往制定 RDA 的目标是以预防营养缺乏病为主的,随着经济的发展以及膳食模式的改变,出现了一些慢性疾病高发的问题,RDA 这样一套参考数值已经不能满足人们当前需要。中国营养学会于 2000 年制定了《中国居民膳食营养素参考摄入量》。膳食营养素参考摄入量(DRIS)包括 4 项内容:平均需要量(EAR)、推荐摄入量(RNI)、适宜摄入量(AI)和可耐受最高摄入量(UL)。

(一)平均需要量(EAR)

平均需要量(EAR)是根据个体需要量的研究资料制定的,是根据某些指标判断可以满足某一特定性别、年龄及生理状况群体中 50% 个体需要量的摄入水平。这一摄入水平不能满足群体中另外 50% 个体对该营养素的需要。EAR 是制定 RNI 的基础。

（二）推荐摄入量（RNI）

推荐摄入量（RNI）相当于传统使用的 RDA，是可以满足某一特定性别、年龄及生理状况群体中绝大多数个体（97％～98％）需要量的摄入水平。长期摄入 RNI 水平，可以满足身体对该营养素的需要，保持健康和维持组织中有适当的储备。RNI 的主要用途是作为个体每日摄入该营养素的目标值。

RNI 是健康个体膳食营养素摄入量目标，但当某个体的营养素摄入量低于其 RNI 时并不一定表明该个体未达到适宜的营养状态。如果某个体的平均摄入量达到或超过了 RNI，可以认为该个体没有摄入不足的危险。摄入量经常低于 RNI，可能提示需要进一步用生化试验或临床检查来评价其营养状况。

（三）适宜摄入量（AI）

适宜摄入量（AI）是通过观察或实验获得的健康人群某种营养素的摄入量。例如，纯母乳喂养的足月产健康婴儿，从出生到 4～6 个月，他们的营养素全部来自母乳。母乳中供给的营养素量就是他们的 AI 值。

AI 主要用作个体的营养素摄入目标，同时用作限制过多摄入的标准。当健康个体摄入量达到 AI 时，出现营养缺乏的危险性很小。如长期摄入超过 AI 值，则有可能产生毒副作用。

（四）可耐受最高摄入量（UL）

可耐受最高摄入量（UL）是平均每日摄入营养素的最高限量。这个量对一般人群中的几乎所有个体均不至于引起不利于健康的作用。当摄入量超过 UL 而进一步增加时,损害健康的危险性就随之增大。UL 并不是一个建议的摄入水平。"可耐受"是指这一剂量在生物学上大体是可以耐受的,但并不表示可能是有益的,健康个体摄入量超过 RNI 或 AI 是没有明确的益处的。

UL 主要用途是检查个体摄入量过高的可能,避免发生中毒。当摄入量超过 UL 时,发生毒副作用的危险性增加。在大多数情况下,UL 包括膳食、强化食物和添加剂等各种来源的营养素之和。

三、膳食结构与膳食指南

(一)膳食结构

膳食结构是指膳食中各类食物的数量及其在膳食中所占的比重。根据各类食物所提供的能量和各种营养素的数量和比例,可评价膳食结构组成是否合理。

膳食结构是反映一个国家、地区、民族或人群的饮食习惯、生活水平、经济发展水平及农业发展状况。

1.膳食结构的类型和特点

根据膳食中动物性、植物性食物所占比例,以及蛋白质、脂肪、碳水化合物供能比例不同,可将世界不同地区的膳食结构分为以下 4 种类型:

(1)动植物性食物平衡的膳食结构。该类型以日本为代表。膳食中动物性食物与植物性食物比例比较适当。该类型膳食的特点是:能量能够满足人体需要,又不至于过剩。蛋白质、脂肪和碳水化合物的供能比例合理。来自植物性食物的膳食纤维和来自动物食物的营养素如铁、钙等均比较充足。同时,动物性脂肪又不高,有利于避免营养缺乏病和营养过剩性疾病,促进健康。此类膳食结构已经成为世界各国调整膳食结构的参考。

(2)植物性食物为主的膳食结构。大多数发展中国家的膳食属于这一类型。膳食中以植物性食物为主,动物性食物为辅。动物性蛋白质一般占蛋白质总量的 10％～20％,植物性食物提供的能量占总能量的近 90％。该类型膳食的特点是:能量基本可以满足人体需要,但蛋白质、脂肪摄入量低。来自动物性食物的营养素如铁、钙、维生素 A 等摄入不足。营养缺乏病是这些国家人群的主要营养问题,人们的体质较弱,健康状况不良,劳动生产率较低。但从另一方面看,以植物性食物为主的膳食结构,膳食纤维充足,动物性脂肪较低,有利于冠心病和高脂血症的预防。

(3)动物性食物为主的膳食结构。这是多数欧美发达国家的典型膳食结构,属于营养过剩性膳食。该类型膳食以提供高能量、高蛋白质、高脂肪、低膳食纤维为主要特点,谷类的消费量小,动物性食物及食糖的消费量大。营养过剩是此类膳食结构国家人群所面临的主要健康问题。心脏病、脑血管病和恶性肿瘤已成为西方人的三大死亡原因,尤其是心脏病死亡率明显高于发展中国家。

(4)地中海膳食结构。这是居住在地中海地区的居民所特有的膳食结构,意大利、希腊为该膳食结构的典型代表。其膳食结构的主要特点是:

A.膳食富含植物性食物,包括水果、蔬菜、薯类、谷类、豆类、果仁等。

B.食物的加工程度低,新鲜度高,该地区居民以食用当季、当地的食物为主。

　　C.橄榄油是主要的食用油。

　　D.脂肪提供能量占总能量的 25%～35%。

　　E.每天食用少量、适量奶酪和酸奶。

　　F.每周食用少量、适量鱼、禽、蛋。

　　G.以新鲜水果作为典型的每日餐后食品。

　　H.每月食用几次红肉（猪、牛和羊肉及其产品）。

　　I.大部分成年人有饮用葡萄酒的习惯。

　　此膳食结构的突出特点是饱和脂肪酸摄入量低，膳食含大量复合碳水化合物，蔬菜、水果摄入量高。地中海地区居民心脑血管疾病发生率很低，已引起了西方国家的注意，并纷纷参照这种膳食模式改进自己国家的膳食结构。

　　2.我国的膳食结构

　　我国幅员辽阔，各地经济发展不均衡，城乡之间、富裕地区与贫困地区之间居民膳食结构差异较大。

　　中国传统的膳食结构以植物性食物为主，动物性食物较少，谷类、薯类和蔬菜摄入量较高，肉类、奶类摄入量较低。其膳食特点是高碳水化合物、高膳食纤维、低动物脂肪。随着经济的发展和生活水平的提高，我国居民膳食明显提高，城乡居民能量及蛋白质摄入量得到基本满足。肉、禽、蛋等动物性食物消费量明显增加，优质蛋白质比例上升，我国的膳食结构逐渐向动物性食物为主的膳食模式转变。

　　虽然我国居民膳食结构得到了较大改善，但仍存在不合理之处。城市居民膳食结构中畜肉类及油脂消费过多，谷类食物消费偏低。脂肪供能比达到 35%，超过世界卫生组织推荐的 30% 的上限;谷类食物供能比仅为 47%,明显低于 55%～65% 的合理范围。城乡居民钙、铁、维生素A等微量元素普遍摄入不足。城市居民蔬菜的摄入量明显减少,绝大多数居民仍没有形成经常进食水果的习惯。摄入的能量超过身体每日代谢所需要的能量,多余的能量被身体转化为脂肪储存起来,因此超重与肥胖的人数迅速增加。

(二)中国居民膳食指南

膳食指南是根据营养学原理结合我国国情制定的,是教育人民群众采用平衡膳食,以达到合理营养、促进健康目的的指导性意见。它指导民众合理选择与搭配食物,优化饮食结构,达到平衡膳食、合理营养,减少和预防与膳食失衡有关的疾病发生,促进全民健康的目的。

我国第一个膳食指南是 1989 年制定的,其内容为:食物要多样,饥饱要适当,油脂要适量,粗细要搭配,食盐要限量,甜食要少吃,饮酒要节制,三餐要合理。

三十多年来,我国居民膳食结构发生了巨大变化。中国营养协会对中国居民膳食指南进行了多次修改。《中国居民膳食指南》2022 版于 4 月 26 号修订完成并正式发布,这一版膳食指南是我国第五版膳食指南。中国疾控中心营养与健康所所长丁钢强表示,新版膳食指南是根据我们国家的膳食结构和营养的特点来进行制订的,和 2016 版《中国居民膳食指南》相比,新版主要有四方面的变化。

第一,对一般人群的推荐条款,从 2016 版的 6 条增加到 8 条。主要增加了规律进餐、会烹会选、公筷分餐、杜绝浪费、饮食卫生等方面的内容。这是应对生活方式的新变化和后疫情时代膳食特点来进行修订的。还有一些新的饮食动态,比如"预制菜"越来越多等等。根据这些特点,新版膳食指南做出了相应调整。

第二,增加了高龄老年人膳食指南,高龄老年人是指80岁以上的老年人。针对高龄老年人,新版膳食指南提出食物多样且充足,质地应细软、宜消化,多吃鱼禽肉蛋奶,合理选择营养品,经常测体重和进行营养筛查。这些都是针对高龄老年人的生理特点和饮食特点提出的建议要求。同时,高龄老年人也更应该注意食物的各种搭配,要防止因为单纯吃素、怕荤,不吃荤菜而导致的蛋白质摄入过少、肌少症等营养不良情况的发生,以应对老年化的趋势。

第三,更强调膳食模式。在新版膳食指南当中首次定义并推进了东方健康膳食模式,这是前所未有的。东方健康膳食模式是以东南沿海地区膳食结构为主,结合各地的饮食习惯,提出食物多样、清淡少盐,蔬菜、水果和鱼虾水产等等的摄入量要高,奶豆类要多,并具有较多的身体活动水平。

第四,更新了定性定量食物的选择和膳食营养的概念,并进一步完善了图形和食谱的可视化、可读性和可操作性,工作能更准确的理解和进行指南。平衡膳食宝塔也进一步完善,沿用"塔状"表示食物类别和多少,共5层,由下至上依次为谷薯类、蔬果类、动物性食物、奶豆和坚果类、油盐类,量化了膳食模式。

具体而言,2022版《中国居民膳食指南》主要提出了八条核心饮食指南,即:

(1)食物多样,合理搭配;

(2)吃动平衡,健康体重;

（3）多吃蔬果、奶类、全谷、大豆；

（4）适量吃鱼、禽、蛋、瘦肉；

（5）少盐少油，控糖限酒；

（6）规律进餐，足量饮水；

（7）会烹会选，会看标签；

（8）公筷分餐，杜绝浪费。

现分述如下。

1.食物多样，合理搭配

● 坚持谷类为主的平衡膳食模式。

● 每天的膳食应包括谷薯类、蔬菜水果、畜禽鱼蛋奶和豆类食物。

● 平均每天摄入 12 种以上食物，每周 25 种以上，合理搭配。

● 每天摄入谷类食物 200～300g，其中包含全谷物和杂豆类 50～150g；薯类 50～100g。

（1）什么是食物多样和合理搭配

A.平衡膳食模式

平衡膳食模式是根据营养科学原理、我国居民膳食营养素参考摄入量及科学研究成果而设计，指一段时间内，膳食组成中的食物种类和比例可以最大限度地满足不同年龄、不同能量水平的健康人群的营养和健康需求。

合理膳食是在平衡膳食的基础上，考虑到健康状况、地域资源、生活习惯、信仰等情况而调整的膳食，能较好地满足不同生理状况、不同信仰以及不同健康状况等某个阶段的营养与健康需要。

B.食物多样

食物多样指一日三餐膳食的食物种类全、品样多,是平衡膳食的基础(见表)。

表 1-1　建议摄入的主要食物种类数(单位:种)

食物类别	平均每天摄入的种类数	每周至少摄入的种类数
谷类、薯类、杂豆类	3	5
蔬菜、水果	4	10
畜、禽、鱼、蛋	3	5
奶、大豆、坚果	2	5
合计	12	25

C.合理搭配

合理搭配是平衡膳食的保障。合理搭配是指食物种类和重量的合理化,膳食的营养价值通过合理搭配而提高和优化。中国居民平衡膳食宝塔是将五大类食物的种类和重量合理搭配的具体表现。

(2)如何做到食物多样

A.小份量多几样

B.同类食物常变换

C.不同食物巧搭配

(3)如何做到谷物为主

A.餐餐有谷类

B.在外就餐,勿忘主食

(4)全谷、杂豆和薯类巧安排

A.全谷、杂豆每天吃一次

B.薯类巧应用

2. 吃动平衡,健康体重

● 各年龄段人群都应天天进行身体活动,保持健康体重。

● 食不过量,保持能量平衡。

● 坚持日常身体活动,每周至少进行 5 天中等强度身体活动,累计 150 分钟以上;主动身体活动最好每天 6000 步。

● 鼓励适当进行高强度有氧运动,加强抗阻运动,每周 2～3 天。

● 减少久坐时间,每小时起来动一动。

(1)如何判断吃动平衡和健康体重

体重变化是判断一段时期内能量平衡与否最简便易行的指标,也是判断吃动是否平衡的指标。目前常用的判断健康体重的指标是体质指数(body mass index,BMI),它的计算方法是用体重(kg)除以身高(m)的平方。我国健康成年人(18～64 岁)的 BMI 应在 18.5～23.9 kg/m²,65 岁以上老年人的适宜体重和 BMI 应该略高(20～26.9kg/m²)。

家里准备一个体重秤,经常称一下早晨空腹时的体重。注意体重变化,随时调整吃与动的平衡。

(2)每天应吃多少

一般而言,一个人一天吃多少量食物是根据能量需要而计算出来的,故一天吃多少以食物供给是否满足一天能量需要为衡量标准。根据《中国居民膳食营养素参考摄入量(2013 版)》,我国成年人(18～49 岁)低身体活动水平者能量需要量男性为 9.41MJ(2250kcal),女性为 7.53MJ(1800kcal)。

(3)如何做到食不过量

A.定时定量进餐

B.吃饭宜细嚼慢咽

C.分餐制

D.每顿少吃一两口

E.减少高能量加工食品的摄入

F. 减少在外就餐

（5）如何达到身体活动量

除了日常身体活动如家务活动、职业性身体活动、交通往来活动外,应加强主动性运动。主动性运动的形式多种多样,主要包括有氧运动、抗阻运动（力量运动）、柔韧性运动和平衡协调类运动。运动时应兼顾不同类型的运动。

A.设置目标,逐步达到

先有氧,后力量,重视柔韧性运动。

B.培养兴趣,把运动变为习惯

身体活动是一个改善健康的机会,运动是每天必需的生活内容之一,能增进健康、愉悦心情。

活动可以随时随地进行。将运动列入每天的时间表,培养运动意识和习惯,有计划安排运动,循序渐进,逐渐增加运动量,达到每周建议量。

（6）如何把身体活动融入日常生活和工作中

A.利用上下班时间

B.减少久坐时间

C.生活、运动、乐在其中

（7）体重过重或过轻怎么办

培养健康的饮食行为和运动习惯是控制体重或增重的必需措施。

对于肥胖的人,饮食调整的原则是在控制总能量基础上的平衡膳食。一般情况下,建议能量摄入每天减少 1256～2093kJ(300～500kcal),严格控制油和脂肪摄入,适量控制精白米面和肉类,保证蔬菜、水果和牛奶的摄入充足。建议超重或肥胖的人每天累计达到 60～90 分钟中等强度有氧运动,每周 5～7 天;抗阻肌肉力量锻炼隔天进行,每次 10～20 分钟。减重速度以每月 2～4kg 为宜。

对于体重过轻者(BMI<18.5kg/m2),首先应排除疾病原因,然后评估进食量、能量摄入水平、膳食构成、身体活动水平、身体成分构成等。根据目前健康状况、能量摄入量和身体活动水平,逐渐增加能量摄入至相应的推荐量水平,或稍高于推荐量,平衡膳食。可适当增加谷类、牛奶、蛋类和肉类食物摄入,同时每天适量运动。

3.多吃蔬果、奶类、全谷、大豆

●蔬菜水果、全谷物和奶制品是平衡膳食的重要组成部分。

●餐餐有蔬菜,保证每天摄入不少于 300g 的新鲜蔬菜,深色蔬菜应占 1/2。

●天天吃水果,保证每天摄入 200～350g 的新鲜水果,果汁不能代替鲜果。

●吃各种各样的奶制品,摄入量相当于每天 300ml 以上液态奶。

●经常吃全谷物、大豆制品,适量吃坚果。

(1)如何挑选蔬菜水果

A.重"鲜"

新鲜应季的蔬菜水果,颜色鲜亮,如同鲜活有生命的植物一样,其水分含量高、营养丰富、味道清新;食用这样的新鲜蔬菜水果对人体健康益处多。

B.选"色"

根据颜色深浅,蔬菜可分为深色蔬菜和浅色蔬菜。深色蔬菜指深绿色、红色、橘红色和紫红色蔬菜,具有营养优势,尤其是富含 β—胡萝卜素,是膳食维生素 A 的主要来源,应注意多选择。

C.多"品"

挑选和购买蔬菜时要多变换,每天至少达到 3~5 种。夏天和秋天属水果最丰盛的季节,不同的水果甜度和营养素含量有所不同,每天至少 1~2 种,首选应季水果。

(2)怎样才能达到足量蔬果目标

A.餐餐有蔬菜

在一餐的食物中,首先保证蔬菜重量大约占 1/2,这样才能满足一天"量"的目标。

B.天天吃水果

选择新鲜应季的水果,变换种类购买,在家中或工作单位把水果放在容易看到和方便拿到的地方,这样随时可以吃到。

C.蔬果巧搭配

以蔬菜菜肴为中心,尝试一些新的食谱和搭配,让五颜六色的蔬菜水果装点餐桌,愉悦心情。

(3)巧烹饪,保持蔬菜营养

A.先洗后切

B.开汤下菜

C.急火快炒

D. 炒好即食

（4）如何达到多吃奶类和大豆

A.选择多种奶制品

与液态奶相比,酸奶、奶酪、奶粉有不同风味,又有不同蛋白质浓度,可以多品尝,丰富饮食多样性。

B.大豆及其制品,可以换着花样经常吃

每周可用豆腐、豆腐干、豆腐丝等制品轮换食用,既变换口味,又能满足营养需求。

（5）全谷物、杂豆作为膳食重要组成

A.全谷物,膳食好搭档

推荐每天吃全谷物食物 50～150g,相当于一天谷物的 1/4～1/3。

B.巧用红豆、绿豆和花豆

杂豆可以和主食搭配食用,发挥膳食纤维、维生素 B、钾、镁等均衡营养作用,提高蛋白质互补和利用。

C.巧用现代炊具

全谷物入口感觉粗糙,杂豆不好煮熟,习惯精制米面细软口感的消费者,使用全谷物杂豆初期应学习适宜烹饪方法。

（6）坚果有益,但不宜过量

适量摄入有益健康,且其能量应该计入一日三餐的总能量之中。

（7）从小养成食物多样的好习惯

父母要从孩子小的时候就开始重视健康饮食行为的培养,日常生活中营造健康饮食的氛围,以增加孩子对蔬菜、水果、奶类、豆类等食物的喜好,并要以身作则,这样孩子才能耳濡目染,适应食物多样的平衡膳食模式。

4.适量吃鱼、禽、蛋、瘦肉

●鱼、禽、蛋类和瘦肉摄入要适量,平均每天120~200g。

●每周最好吃鱼2次或300~500g,蛋类300~350g,畜禽肉300~500g。

●少吃深加工肉制品。

●鸡蛋营养丰富,吃鸡蛋不弃蛋黄。

●优先选择鱼,少吃肥肉、烟熏和腌制肉制品。

(1)如何把好适量摄入关

A.控制总量,分散食用

应将这些食物分散在每天各餐中,避免集中食用,最好每餐有肉,每天有蛋。食谱定量设计,能有效控制动物性食物的摄入量。

B.小份量,量化有数

在烹制肉类时,可将大块肉材切成小块后再烹饪,以便食用者掌握摄入量。

C.在外就餐时,减少肉类摄入

如果需要在外就餐,点餐时要做到荤素搭配,清淡为主,尽量用鱼和豆制品代替畜禽肉。

(2)如何合理烹调鱼和蛋类

A.鱼虾等水产品

可采用蒸、煮、炒、熘等方法。

B.鸡蛋

鸡蛋营养丰富,蛋黄是鸡蛋营养素种类和含量集中的部位,不能丢弃。可采用煮、炒、煎、蒸等方法。

（3）畜禽肉吃法有讲究

可采用炒、烧、爆、炖、蒸、熘、焖、炸、煨等方法。在滑炒或爆炒前可挂糊上浆，既可增加口感，又可减少营养素丢失。

A.多蒸煮，少烤炸

B.既要喝汤，更要吃肉

（4）少吃熏腌和深加工肉制品

这些加工方法不仅使用了较多的食盐，同时油脂过度氧化等也存在一些食品安全问题，长期食用会给人体健康带来风险，因此应尽量少吃。

（5）其他动物性来源食品

建议每月可食用动物内脏食物 2～3 次，且每次不要过多。没有必要过分追求"山珍海味"。

5.少盐少油，控糖限酒

●培养清淡饮食习惯，少吃高盐和油炸食品。成年人每天摄入食盐不超过 5g，烹调油 25～30g。

●控制添加糖的摄入量，每天不超过 50g，最好控制在 25g 以下。

●反式脂肪酸每天摄入量不超过 2g。

●不喝或少喝含糖饮料。

●儿童青少年、孕妇、乳母以及慢性病患者不应饮酒。成年人如饮酒，一天饮用的酒精量不超过 15g。

（1）培养清淡口味，逐渐做到量化用盐用油

在家烹饪时推荐使用定量盐勺，每餐按量放入菜肴，尤其要重点培养儿童的清淡饮食习惯。

（2）如何做到食盐减量

A.选用新鲜食材,巧用替代方法

烹调时应尽可能保留食材的天然味道,这样就不需要加入过多的食盐等调味品来增加食物的滋味。另外,可通过不同味道的调节来减少对咸味的依赖。如在烹制菜肴时放少许醋,使用花椒、八角、辣椒、葱、姜、蒜等天然调味料来调味。

B.合理运用烹调方法

烹制菜肴可以等到快出锅时或关火后再加盐,能够在保持同样咸度的情况下,减少食盐用量。

C.做好总量控制

在家烹饪时的用盐量不应完全按每人每天 5g 计算,也应考虑成人、孩子的差别,还有日常食用的零食、即食食品、黄酱、酱油等的食盐含量,以及在外就餐,也应该计算在内。

D.注意隐性盐(钠)问题,少吃高盐(钠)食品

鸡精、味精、蚝油等调味料含钠量较高,某些预包装食品往往属于高盐(钠)食品。为控制食盐摄入量,最好的办法是少买高盐(钠)食品,少吃腌制食品。

E.要选用碘盐

为了预防碘缺乏对健康的危害,我国从 20 世纪 90 年代实施食盐加碘的措施,有效地控制了碘缺乏病的流行。除高水碘地区外,所有地区都应推荐食用碘盐,尤其有儿童少年、孕妇、乳母的家庭,更应食用碘盐,预防碘缺乏。

(3)如何减少烹调油摄入量

A.学会选择用油

不同食用油的脂肪酸组成差异很大,家里采购食用油时注意常换品种。

B.定量巧烹饪

如蒸、煮、炖、焖、水滑、熘、拌等,可以减少用油量。

C.少吃油炸食品

油炸食品为高脂肪高能量食品,容易造成能量过剩。

D.动物油脂和饱和脂肪酸

动物油脂富含饱和脂肪酸,应特别注意限制加工零食和油炸香脆食品摄入。日常饱和脂肪酸的摄入量应控制在总脂肪摄入量的 10% 以下。

(4)怎样限酒

① 孕妇、乳母不应饮酒

② 儿童少年不应饮酒

③ 特定职业或特殊状况人群应控制饮酒

例如驾车、操纵机器或从事其他需要注意力集中、技巧的工种;对酒精过敏者;正在服用可能会与酒精产生作用的药物者;患有某些疾病(如高甘油三酯血症、胰腺炎、肝脏疾病等)者;血尿酸过高者。

(5)控制添加糖摄入量

建议每天添加糖的摄入不超过 50g,最好控制在 25g 以下。

"控糖"要点:

A.尽量做到少喝或不喝含糖饮料,更不能用饮料替代饮用水。

B.少吃甜味食品:糕点、甜点、冷饮等。

C.做饭炒菜少放糖。

D.要学会查看食品标签中的营养成分表,选择碳水化合物或糖含量低的饮料,注意隐形糖。

E.在外就餐或外出游玩时更要注意控制添加糖摄入。

6.规律进餐,足量饮水

●合理安排一日三餐,定时定量,不漏餐,每天吃早餐。

●规律进餐、饮食适度,不暴饮暴食、不偏食挑食、不过度节食。

●足量饮水,少量多次。在温和气候条件下,低身体活动水平成年男性每天喝水 1700ml,成年女性每天喝水 1500ml。

●推荐喝白水或茶水,少喝或不喝含糖饮料,不用饮料代替白水。

(1)如何安排一日三餐的时间和食物量

一日三餐,两餐的间隔以 4～6 小时为宜。早餐安排在 6:30—8:30,午餐 11:30—13:30,晚餐 18:00—20:00 为宜。学龄前儿童除了保证每日三次正餐外,还应安排两次零点。

用餐时间不宜过短,也不宜太长。建议早餐用餐时间为 15～20 分钟,午、晚餐用餐时间为 20～30 分钟。应细嚼慢咽享受食物的美味,并营造轻松、愉快的进餐氛围,可以放点轻音乐,谈论轻松的话题;进餐时应相对专注,不宜边进餐边看电视、看手机等。

合理分配一日三餐的食物量。早餐提供的能量应占全天总能量的 25%～30%,午餐占 30%～40%、晚餐占 30%～35%。

(2)如何保证天天吃好早餐

早餐的食物应包括谷薯类、蔬菜水果、动物性食物、奶豆坚果等 4 类食物。

（三）如何安排好午餐和晚餐

午餐的食物选择应当根据不同年龄人群的营养需要,遵照平衡膳食的要求。主食可选择米或面制品,做到粗细搭配;2～3 种蔬菜,1～2 种动物性食物,如鱼虾等水产品、鸡肉、瘦猪肉、牛羊肉,1 种豆制品,1 份水果。

晚餐不宜过于丰盛、油腻,应确保食物品种丰富,并考虑早、午餐的进餐情况,适当调整晚餐食物的摄入量,保证全天营养平衡。同时做到清淡少油少盐。主食可以选富含膳食纤维的食物,如小米、薏米、荞麦、红薯等,既能增加饱腹感,又可以促进肠胃蠕动;搭配蔬菜、水果、适量动物性食物和豆制品,多采用蒸、煮、炖、清炒等,少用炸、煎等烹调方法。晚餐时间不要太晚,至少在睡觉前 2 小时进食。

（四）在外就餐应注意什么

应选择食品安全状况良好、卫生信誉度在 B 级及以上的餐饮服务单位。点餐时要注意食物多样,荤素搭配;不铺张浪费,适量而止;尽量选择用蒸、炖、煮等方法烹调的菜肴,避免煎炸食品和含脂肪高的菜肴,以免摄入过多油脂;进食注意顺序,可以先吃少量主食,再吃蔬菜、肉类等;增加蔬菜摄入,肉类菜肴要适量;食量要适度。

（五）零食要不要吃

零食是指非正餐时间食用的食物或饮料,不包括水。选择和食用零食应注意:选择营养素密度高的食物,如鸡蛋、牛奶、豆制品等,还可选择新鲜蔬菜水果以及坚果等;少选油炸或膨化食品。吃零食的量不宜多,以不影响正餐为宜,更不应该代替正餐。两餐之间可适当吃些零食,睡前1小时不宜吃零食。

(六)不暴饮暴食、不偏食挑食

A.不暴饮暴食

应采取以下措施防止暴饮暴食:

认识暴饮暴食对健康的危害;

调整心理状态,及时疏解压力;

积极调整或治疗心理疾病;

尽量在家吃饭,少聚餐,营造愉悦就餐氛围;

享受美食的同时,注意饮食有度有节。

B.不偏食挑食

应采取以下措施防止偏食挑食:

充分认识偏食挑食对营养素摄入及健康的危害;

尝试吃原来不吃的食物;

C.变换烹调方式。

(7)不过度节食

要避免采取过度节食或不科学的方式减轻或控制体重。应建立正确的健康观,合理安排一日三餐和身体活动。一旦发现由于过度节食导致的营养不良,要及早就医;需要时,在医生和营养师的指导下进行矫正和治疗。

为恢复正常体重的适度节食,应在营养师指导下进行。基本原则是在相对低能量摄入的前提下,满足机体各种营养素的需要。

（8）日常生活如何适量喝水

在温和气候条件下，低身体活动水平成年男性每天水的适宜摄入量为 1700ml；女性每天水的适宜摄入量为 1500ml。

应主动喝水、少量多次。喝水可以在一天的任意时间，每次 1 杯，每杯约 200ml。可早、晚各饮 1 杯水，其他时间里每 1～2 小时喝一杯水。建议饮水的适宜温度在 10～40℃。

（9）如何做到不喝或少喝含糖饮料

建议用白水或茶水替代含糖饮料。白水廉价易得，安全卫生，不增加能量，不用担心"添加糖"带来的健康风险，建议首选白水。

7. 会烹会选，会看标签

●在生命的各个阶段都应做好健康膳食规划。

●认识食物，选择新鲜的、营养素密度高的食物。

●学会阅读食品标签，合理选择预包装食品。

●学习烹饪、传承传统饮食，享受食物天然美味。

●在外就餐，不忘适量与平衡。

认识食物和会挑选食物是健康生活的第一步。了解各种食物营养特点，学会看懂营养标签，比较和选择食物，学习传统烹调技能，做到按需备餐、营养配餐，维护健康生活。生命的各个阶段都应该重视膳食计划，把食物多样、能量平衡放在首位，统筹好食物选购，设计好菜肴，合理分配三餐和零食茶点。

（1）如何选购物美价廉的食物

A.认识食物营养特点

不同的食物营养特点有所不同，了解食物主要营养特点，按类选择食物是合理膳食的第一步。

B.了解食物营养素密度

人们对各种营养素的需求应首先考虑从天然食物中获取。营养素密度通常指食物中某种营养素含量与其能量的比值。营养素密度高的食物指多种维生素、矿质物（钠除外）、膳食纤维以及植物化学物质或必需脂肪酸含量较高的食物，但同时也应含有相对较少的脂肪、糖和能量。少选空能量的食物。

C.利用当季、当地食物资源

不同区域的食物资源和膳食模式具有一定差异。因地制宜地选取当地、当季食物资源。一方面食物在自然成熟期可以最大限度保留营养，新鲜且口味更好；另一方面有利于节约动能和保护环境。

(1)选购食品看食品营养标签

A.看配料表

配料(表)是了解食品的主要原料、鉴别食品组成的最重要途径。按照"用料量递减"原则，配料(表)按配料用量高低依序列出食品原料、辅料、食品添加剂等。

B.看营养成分表

营养成分表说明每 100g（或每 100ml）食品提供的能量以及蛋白质、脂肪、饱和脂肪、碳水化合物、糖、钠等营养成分的含量值，及其占营养素参考值的百分比。

C.利用营养声称选购食品

如高钙、低脂、无糖等；或者与同类食品相比增加了膳食纤维，或减少了盐用量等。

(3)如何设计一日三餐

A.了解和确定膳食能量摄取目标

参照膳食营养素参考摄入量,简单地根据年龄、性别和身体活动水平确定能量需要量范围,据此明确一天需要的食物品类和数量。

B.挑选食物和用量

根据膳食宝塔,选择谷薯类、蔬菜水果、鱼禽肉蛋、乳/豆/坚果及烹调用油盐等。具体到每种食物怎么选择,可以根据日常生活习惯进行调配。为了好记、易操作,可以将每类食物用量化简为"份",方便交换和组合搭配,轻松做到食物多样化。

C.合理烹饪、分配餐食

根据食物特点、饮食习惯等,确定适当的烹调方法。通过营养配餐,享受美食、快乐与健康。水果、茶点等也应计入能量的组成部分,零食摄入量不要超过全天能量的15％。

D.膳食营养的确认与核查

通过一段时间内自我观察体重和体脂成分变化状况对能量需要量进行微调。

(4)学习烹饪,享受营养与美味

A.食物原料处理

烹饪前食物原料要进行必要的清洗,切配时不要切得过细过碎,且不要搁置太长时间。处理生食或即食的食物,要注意所用刀具、案板与生肉分开。

B.学习烹调方法

多用蒸、煮、炒；

少用煎、炸；

烹调油用量控制。

C.用天然香料

厨房中食盐、酱油、醋、味精、鸡精、咸菜、豆酱、辣酱等都是钠的主要来源,应统计在盐(钠)的用量下。学会使用天然调味料,清淡饮食,享受食物自然美味。

D.选择新型烹饪工具

选择能源消耗减少,碳排放减少,快捷、方便、节能环保的新型烹饪工具。可以减少油脂的使用,以及高温所引起的致癌物质的产生。

(5)如何实践健康饮食

健康饮食的关键在于"平衡"。同样的食物,加工方法不同,会有不同的营养素密度和健康效益。鼓励"多吃"的食物多为简单加工食品和营养素密度高的食物;应少吃深加工的食品。

8.公筷分餐,杜绝浪费

●选择新鲜卫生的食物,不食用野生动物。

●食物制备生熟分开,熟食二次加热要热透。

●讲究卫生,从分餐公筷做起。

●珍惜食物,按需备餐,提倡分餐不浪费。

●做可持续食物系统发展的践行者。

饮食文化是健康素质、信仰、情感、习惯等的重要体现。讲究卫生、公筷公勺和分餐、尊重食物、拒绝食用"野味",既是健康素养的体现,也是文明礼仪的一种象征,对于公共卫生建设和疫情防控具有重大意义。

勤俭节约是中华民族和家庭文化的取向,尊重劳动、珍惜食物、避免浪费是每个人应遵守的原则。

一个民族的饮食状况不仅承载了营养,也反映了文化传承和生活状态。在家吃饭、尊老爱幼是中华民族的优良传统。在家烹任,有助于食物多样选择、提高平衡膳食的可及性;在家吃饭有利于在享受营养美味食物的同时,享受愉悦进餐的氛围和亲情。

(1)选择新鲜食物,注意饮食卫生

A.首选当地当季食物

选择本地、当季食物,保证新鲜卫生,也是节能、低碳、环保的重要措施。

B.学会辨别食物的新鲜程度

预包装食品可以通过看食品标签上的生产日期了解食物的新鲜程度;当无法获得生产日期等信息时,食物是否新鲜,可以用看、触、闻等手段通过食物的外观、色泽、气味等感官指标加以辨别。

C.水果蔬菜要洗净

清洗是清除水果和蔬菜表面污物、微生物的基本方法。

D.食物生熟要分开

在食物清洗、切配、储藏的整个过程中,生熟都应分开。在冰箱存放生熟食品,应分格摆放。

E.食物加热和煮熟

适当温度的烹调可以杀死几乎所有的致病微生物。隔顿、隔夜的剩饭在食用前须彻底再加热,以杀灭储存时增殖的微生物。

F.食物储存要得当

食物合理储存的目的是保持新鲜,避免污染。

G.冷冻食品也应注意饮食卫生

考虑到有些微生物在低温环境下也可以存活繁殖,建议冷冻食品在家储存时,应关注生产日期、保质期,保证食品在保质期内尽快食用。

（2）不吃野生动物

面对滥食野生动物所引发的人类疾病和重大公共卫生安全问题，2020 年 2 月 24 日，全国人大常委会决定，全面禁止食用包括人工繁育、人工饲养类在内的陆生野生动物。我们每一个人都应该遵守规定，拒绝食用保护类和野生动物。

（3）使用公筷公勺，采用分餐，保障饮食安全

采用分而食之的"分餐"方式，就餐时一人一小份，每个人餐具相对独立，或者使用公筷公勺，可以有效地降低经口、经唾液传播传染性疾病的发生和交叉感染的风险；分餐制还有利于明确食物种类、控制进餐量，实现均衡营养，培养节约、卫生、合理的饮食"新食尚"。

A.在家吃饭、公筷公勺，鼓励分餐

B.餐馆餐饮，多措并举，提供卫生供餐服务

无论是在家吃饭，还是餐馆就餐，无论从现代文明出发，还是从疾病预防、公共卫生角度而论，使用公筷公勺、推行分餐制都应是一场积极推行的"餐桌革命"。

（4）珍惜食物、杜绝浪费

A.按需选购，合理储存

B.小份量、光盘行动

C.合理利用剩饭剩菜

D.外出就餐，按需点菜不铺张

（5）人人做食物系统可持续发展的推动者

对于一般个体或家庭而言，推动食物系统可持续化发展最直接的方式之一是改变饮食结构和就餐方式，并杜绝食物浪费。从推动食物系统可持续发展的角度，提倡增加水果、蔬菜、全谷物等

有益健康的植物性食物消费,减少油、盐、糖、深加工食品和畜肉类食物的过度消费,向平衡/合理膳食转变。

针对目前我国食品浪费现象广泛存在的问题,厉行节约反对浪费,既是保障国家粮食安全的迫切需要,也是弘扬中华民族勤俭节约传统美德、落实膳食指南、推进文明餐饮,促进"新食尚"的重要举措。

第二节　食物的消化与吸收

　　营养物质来自食物。食物中的营养物质包括蛋白质、脂肪、糖类、维生素、水和无机盐。除了水、无机盐和大多数维生素可以直接被人体吸收利用外,蛋白质、脂肪和糖类等结构复杂的大分子有机物,必须先在消化道内分解成为结构简单的小分子物质,才能透过消化道黏膜进入血液循环。食物在消化道内被分解为可吸收的小分子物质的过程称为消化(digestion)。食物的消化方式有两种:一是机械性消化,即通过消化道肌肉的收缩和舒张,将食物磨碎,并使之与消化液充分混合,同时把食物不断向消化道的远端推送;二是化学性消化,即通过消化腺分泌消化液,由消化液中的酶分别把蛋白质、脂肪和糖类等大分子物质分解为可被吸收的小分子物质。上述两种消化方式相互配合,共同作用,为机体的新陈代谢源源不断地提供养料和能量。消化后的小分子物质以及水、无机盐和维生素透过消化道黏膜进入血液或淋巴液的过程称为吸收(absorption)。未被吸收的食物残渣则以粪便的形式被排出体外。消化和吸收是两个相辅相成、紧密联系的过程。

一、食物的消化

(一)口腔内消化

　　消化过程从口腔开始。食物在口腔内停留的时间约 15～20s,口腔内的消化主要是机械性消化,使食物由大块变成小块,由于变稀与唾液混合后形成食团,而食物的化学变化却很小,仅有小部分糖类在唾液淀粉酶的作用下,分解成麦芽糖。

1.咀嚼和吞咽

口腔内的机械性消化是通过咀嚼和吞咽实现的。咀嚼的主要作用是对食物进行机械性加工,通过上、下牙齿以相当大的压力相互接触,将食物切割或磨碎。切碎的食物与唾液混合形成食团以便吞咽。咀嚼可使唾液淀粉酶与食物充分接触而产生化学性消化,还能加强食物对口腔内各种感受器的刺激,反射性地引起胃、胰、肝和胆囊的活动加强,为下一步消化和吸收做好准备。吞咽是将口腔内的食团通过咽部和食管推送到胃的过程。正常情况下,完成吞咽过程所需的时间,与食物的性状及人体的体位有关。液体食物需时短,而固体食物需时较长,但一般不应超过15s。在昏迷、深度麻醉和患某些神经系统疾病时,可引起吞咽障碍,口腔、上呼吸道分泌物或食物容易误入气管。

2.唾液

口腔内的化学消化是在唾液腺分泌的唾液作用下实现的。人的口腔附近有三对大的唾液腺,分别是腮腺、颌下腺和舌下腺。此外,口腔黏膜中还有许多小的唾液腺,它们均有导管开口于口腔黏膜,这些腺体的分泌物总称为唾液。唾液是无色、无味、近中性(pH 为 6.6～7.1)的低渗或等渗液体。其中水约占 99%,还有少量的有机物和无机物。有机物主要包括黏蛋白、球蛋白、唾液淀粉酶和溶菌酶等。无机物主要有 Na^+、K^+、HCO_3^- 和 Cl^- 等。正常人每日分泌的唾液量为 1.0～1.5L。

唾液的生理作用包括:①湿润和溶解食物,使之便于吞咽,并有助于引起味觉;②唾液淀粉酶可水解淀粉为麦芽糖;该酶的最适 pH 为中性,pH 低于 4.5 时将完全失活,因此随食物入胃后不久便失去作用;③清除口腔内食物残渣,稀释与中和有毒物质,其中溶菌酶和免疫球蛋白具有杀菌和杀病毒作用,因而具有保护和清洁口腔的作用;④某些进入体内的重金属(如铅、汞)、氰化物和狂犬病毒可通过唾液分泌而被排泄。

(二)胃内消化

胃是消化道中最膨大的部分,成人的胃一般可容纳 1～2L 食物。胃的主要功能是暂时储存食物,并进行初步的消化。通过机械性消化将食物进一步磨碎,并与胃液混合,成为食糜;通过化学性消化,将食物中蛋白质初步分解。此后,胃内容物将逐步、分批地排入十二指肠。

1.胃的运动和胃排空

食物在胃内的机械性消化是通过胃的运动实现的。胃的运动形式有三种,分别是紧张性收缩、容受性舒张、蠕动。胃运动主要完成以下三方面的功能:①容纳进食时摄入的大量食物;②对食物进行机械性消化;③以适当的速率向十二指肠排出食糜。

食物由胃排入十二指肠的过程称为胃排空。食物入胃后,5min 左右就开始胃排空。胃排空的动力是胃的运动(主要是蠕动以及由此形成的胃与十二指肠之间的压力差。胃排空的速度与食物的物理性状和化学组成有关。一般来说,稀的、液体的食物比稠的、固体的食物排空快;颗粒小的食物比大块的排空快。在三种营养物质中,排空速度的快慢依次为糖类、蛋白质、脂肪。对于混合食物,完全从胃排入十二指肠一般需要 4～6h。

2.胃液

纯净的胃液是 pH 为 0.9～1.5 的无色液体。正常成人每日分泌量为 1.5～2.5L。胃液中除水外,主要成分有盐酸、胃蛋白酶原、内因子和黏液。

（1）盐酸

又称胃酸,是由泌酸腺中的壁细胞分泌的。胃内的盐酸具有多种生理作用:

①激活胃蛋白酶原,并为胃蛋白酶提供适宜的酸性环境;

②使食物中的蛋白质变性,有利于蛋白质的水解;

③杀灭随食物进入胃内的细菌,对维持胃及小肠内的无菌状态具有重要意义;

④盐酸随食糜进入小肠后,可促进促胰液素和缩胆囊素的分泌,进而引起胰液、胆汁和小肠液的分泌;

⑤盐酸造成的酸性环境有利于小肠对铁和钙的吸收。由于盐酸属于强酸,对胃和十二指肠黏膜具有侵蚀作用,如果盐酸分泌过多,将损伤胃和十二指肠黏膜,诱发或加重溃疡病。若胃酸分泌过少,则可引起腹胀、腹泻等消化不良症状。

（2）胃蛋白酶原

胃蛋白酶原是由泌酸腺中的主细胞合成和分泌的,在盐酸的作用下转变成有活性的胃蛋白酶。胃蛋白酶又可反过来对胃蛋白酶原起激活作用,形成局部正反馈。胃蛋白酶能水解蛋白质中芳香族氨基酸(苯丙氨酸和酪氨酸)的肽链,主要水解产物是蛋白胨以及少量的多肽和氨基酸。胃蛋白酶只有在酸性环境中才能发挥作用,其最适 pH 为 1.8～3.5。当 pH 值超过 5.0 时,胃蛋白酶便完全失活。

（3）黏液和碳酸氢盐

胃的黏液是由胃腺中的黏液细胞、胃黏膜表面的上皮细胞、黏液颈细胞、贲门腺和幽门腺共同分泌的。黏液中的主要成分是糖蛋白。胃黏液具有较强的黏滞性和形成凝胶的特性,它形成厚约 $500\mu m$ 的凝胶状薄层覆盖在胃黏膜表面。胃黏液具有润滑作用,减少坚硬食物对胃黏膜的机械损伤。胃黏液形成的凝胶层可大大限制胃液中的 H^+ 向胃黏膜扩散的速度。而且,黏液中还有由胃黏膜上皮细胞分泌的 HCO_3^-,可以中和向黏膜下层逆向扩散的 H^+,这样就在胃黏液层形成一个 pH 梯度。在靠近胃腔面的一侧,pH 约为 2,呈强酸性;而在靠近黏膜上皮细胞的一侧,pH 为 7 左右,呈中性或偏碱性。这不但避免了 H^+ 对胃黏膜的直接侵蚀,而且使胃蛋白酶原在该处不能激活,从而有效地防止了胃液对胃黏膜本身的消化作用。这种由黏液和碳酸氢盐共同形成的抗损伤屏障,称为黏液——碳酸氢盐屏障。酒精、胆盐、阿司匹林等可破坏此屏障作用,是造成胃溃疡的常见原因。

(4)内因子

内因子是一种糖蛋白,由泌酸腺中的壁细胞分泌。内因子的作用是:保护维生素 B_{12} 免受小肠内蛋白水解酶的破坏并促进维生素 B_{12} 的吸收。内因子发挥上述作用是通过两个活性部位实现的,其中一个活性部位与维生素 B_{12} 结合,形成内因子——维生素 B_{12} 复合物,从而保护了维生素 B_{12};另一个活性部位则与回肠黏膜上皮细胞的特异性受体结合,促进维生素 B_{12} 的吸收。壁细胞受损或减少时,内因子分泌减少,维生素 B_{12} 的吸收减少,引起巨幼红细胞性贫血。

(三)小肠内消化

小肠内消化是整个消化过程中最重要的阶段。食物消化和吸收的主要部位在小肠，口腔内消化和胃内消化都是为小肠内消化打基础的。食糜在小肠内一般停留 3～8h，将受到进入小肠内多种消化液（胰液、胆汁和小肠液）的化学性消化和小肠运动的机械性消化，使营养物质彻底分解，成为可以被吸收的小分子物质。未消化的食物残渣被推送到大肠，形成粪便排出体外。

1.小肠的运动

小肠的运动形式有紧张性收缩、分节运动和蠕动。小肠的运动功能是继续研磨食糜，使食糜与小肠内消化液混合，并与肠黏膜广泛接触，以利于营养物质的吸收，同时推进食糜从小肠上段向下段移动。食糜在小肠内被推进的速度大约只有 1cm/min，从幽门部到回盲瓣需要 3～5h。

2.小肠内的消化液

（1）胰液的性质、成分和作用

是无色无嗅的碱性液体，pH 为 7.8～8.4，渗透压与血浆大致相等。人每日分泌的胰液量为 1～2L。胰液中除含有大量水分外，还含有无机物和有机物。无机物主要是碳酸氢盐，它们主要由胰腺小导管上皮细胞分泌。有机物主要是各种消化酶，由胰腺腺泡细胞分泌。

①胰淀粉酶：胰淀粉酶是一种 α—淀粉酶，对生的和熟的淀粉水解效率都很高，消化产物为糊精、麦芽糖。胰淀粉酶作用的最适 pH 为 6.7～7.0。

②胰脂肪酶：可将甘油三酯分解成甘油一酯、甘油和脂肪酸。胰脂肪酶发挥作用的最适 pH 为 7.5～8.5，如果胰脂肪酶缺乏，将引起脂肪消化不良。目前认为，胰脂肪酶只有在胰腺分泌的一种称为辅脂酶的帮助下才能发挥作用。胰液中还含有一定量的胆

固醇酯酶和磷脂酶 A2,它们分别水解胆固醇和卵磷脂。

③胰蛋白酶和糜蛋白酶:这两种酶均以无活性的酶原形式存在于胰液中。肠液中的肠激酶是激活胰蛋白酶原的特异性酶,可使胰蛋白酶原变为有活性的胰蛋白酶,已被激活的胰蛋白酶也能激活胰蛋白酶原而形成正反馈,加速其活化。此外,酸、组织液等也能使胰蛋白酶原活化.糜蛋白酶原主要在胰蛋白酶作用下转化为有活性的糜蛋白酶。

胰液由于含有水解糖、脂肪和蛋白质三类营养物质的消化酶,因而是最重要的消化液。临床和实验均证明,当胰液分泌障碍时,即使其他消化液分泌都正常,食物中的脂肪和蛋白质仍不能被完全消化和吸收,常可引起脂肪泻;由于脂肪的吸收障碍,又可影响脂溶性维生素的吸收,产生相应的维生素缺乏症,但糖的消化和吸收一般不受影响。

(2)胆汁的分泌

肝细胞能持续分泌胆汁。在非消化期,肝脏分泌的胆汁主要储存于胆囊内。进食后,食物及消化液可刺激胆囊收缩,将储存于胆囊内的胆汁排入十二指肠。直接从肝细胞分泌的胆汁称为肝胆汁,储存在胆囊内并由胆囊排出的胆汁称为胆囊胆汁。

①胆汁的性质和成分:胆汁是一种有色、味苦、较稠的液体。肝胆汁呈金黄色,透明清亮,呈弱碱性(pH 7.4)。胆囊胆汁因被浓缩而颜色加深,为深棕色,因 HCO_3^- 在胆囊中被吸收而呈弱酸性(pH 6.8)。成年人每日分泌胆汁 0.8~1.0L。胆汁中除水分外,含有胆盐、卵磷脂、胆固醇和胆色素等有机物及 Na^+、K^+、Ca^{2+}、HCO_3^- 等无机物。胆汁是唯一不含消化酶的消化液。胆汁中最重要的成分是胆盐,其主要作用是促进脂肪的消化和吸

收；胆色素是血红素的分解产物，是决定胆汁颜色的主要成分；胆固醇是肝脏脂肪代谢的产物。胆盐与卵磷脂都是双嗜性分子，因而可聚合成微胶粒，胆固醇可溶入微胶粒中。卵磷脂是胆固醇的有效溶剂，胆固醇的溶解量取决于胆汁中它与卵磷脂的适当比例。当胆固醇含量过多或卵磷脂含量过少时，胆固醇便从胆汁中析出而形成胆固醇结石。

②胆汁的作用：胆汁的主要作用是促进脂肪的消化和吸收，具体如下所述。

A.促进脂肪的消化：胆汁中的胆盐、卵磷脂和胆固醇等均可作为乳化剂，降低脂肪的表面张力，使脂肪乳化成微滴分散在水性的肠液中，因而可增加胰脂肪酶的作用面积，促进脂肪的分解消化。

B.促进脂肪和脂溶性维生素的吸收：在小肠绒毛表面覆盖有一层不流动水层，即静水层，脂肪分解产物不易穿过静水层到达肠黏膜表面而被上皮细胞吸收。肠腔中的脂肪分解产物，如脂肪酸、甘油一酯等均可掺入由胆盐聚合成的微胶粒中，形成水溶性的混合微胶粒.混合微胶粒则很容易穿过静水层而到达肠黏膜表面，从而促进脂肪分解产物的吸收。胆汁的这一作用，也有助于脂溶性维生素 A、D、E、K 的吸收。

C.中和胃酸及促进胆汁自身分泌：胆汁排入十二指肠后，可中和一部分胃酸；进入小肠的胆盐绝大部分由回肠黏膜吸收入血，通过门静脉回到肝脏再形成胆汁，这一过程称为胆盐的肠—肝循环返回到肝脏的胆盐有刺激肝胆汁分泌的作用，称为胆盐的利胆作用。

消化道内的食物是引起胆汁分泌和排出的自然刺激物。高蛋白食物引起胆汁流出排放量最多,高脂肪或混合食物次之,糖类作用最小。每次进餐后可进行2~3次肠肝循环,胆盐每循环一次仅损失5%左右。返回肝的胆盐有刺激肝胆汁分泌的作用。

3.小肠液的性质、成分和作用

小肠液是由十二指肠腺和小肠腺分泌的。十二指肠腺分布在十二指肠的黏膜下层中,主要分泌黏稠的碱性液体;小肠腺分布于全部小肠的黏膜层内,其分泌液构成了小肠液的主要部分。小肠液呈弱碱性,pH约为7.6,渗透压与血浆相近。成人每日分泌量为1~3L。小肠液中除水和无机盐外,还有肠致活酶和黏蛋白等。

小肠液中除肠致活酶外,并不含其他消化酶,但在小肠上皮细胞的刷状缘和细胞内存在多种消化酶,如多肽酶、二肽酶、三肽酶、麦芽糖酶和蔗糖酶等。当营养物质被吸收入小肠上皮细胞后,这些酶能对消化不完全的产物再继续进行消化,从而阻止没有完全分解的消化产物吸收入血。这些酶可随脱落的肠上皮细胞进入肠腔内,但它们对肠腔内消化并不起作用。

小肠液的主要作用有:①保护十二指肠黏膜免受胃酸的侵蚀;②大量的小肠液可稀释消化产物,降低肠内容物渗透压,从而有利于小肠内的水分及营养物质的吸收;③小肠液中的肠致活酶可使胰液中的胰蛋白酶原激活,从而促进蛋白质的消化。

（四）大肠内消化

大肠内没有重要的消化活动。其的主要功能是吸收水和电解质,参与机体对水、电解质平衡的调节;完成对食物残渣的加工,形成并暂时贮存粪便;吸收由结肠内微生物产生的维生素 B

和 K。

1.大肠的运动与排便

大肠的运动形式有袋状往返运动,分节或多袋推进运动,蠕动。大肠运动少而缓慢,对刺激发生反应也较迟钝。这些特点都是与大肠的功能相适应的。传播远的蠕动称为集团蠕动。它常发生于进食后,一般开始于横结肠,可将一部分肠内容物迅速推送至降结肠或乙状结肠。集团蠕动多发生在进食后,当胃内食糜进入十二指肠时,刺激肠黏膜通过壁内神经丛反射引起,称为十二指肠－结肠反射。

食物残渣在大肠内停留一般在 10 余个小时以上,这一过程中,部分水分、无机盐和维生素被吸收,同时,经过细菌发酵和腐败作用形成的产物,加上脱落的肠黏膜上皮细胞和大量的细菌共同构成粪便。粪便主要储存于结肠下部,平时直肠内并无粪便,粪便一旦进入直肠,可引起排便反射。其过程如下:粪便刺激直肠壁内的感受器,冲动经盆神经和腹下神经传到脊髓腰骶段的初级排便中枢,同时上传到大脑皮层,引起便意。大脑皮层可以控制排便活动,在条件允许的情况下,大脑皮层对脊髓初级排便中枢的抑制解除;这时,通过盆神经的传出冲动使降结肠、乙状结肠和直肠收缩,肛门内括约肌舒张,同时阴部神经传出冲动减少,肛门外括约肌舒张,使粪便排出体外。另外,排便时,腹肌和膈肌收缩,使腹内压增加,以促进排便过程。如果条件不允许,大脑皮层发出传出冲动,抑制脊髓排便中枢的活动,使排便受到抑制。

正常人的直肠对粪便的压力刺激具有一定的阈值,当达到此阈值时,会引起便意而排便。如果经常有意地抑制排便,就使得直肠对粪便的压力刺激变得不敏感,阈值升高,使粪便在结肠内停留时间延长,水分吸收过多而变得干硬,可导致便秘。经常便秘又可引起痔疮、肛裂等疾病。因此,应该养成定时排便的良好习惯。适当增加纤维素的摄取有预防便秘和结肠疾病发生的作用。

2.大肠内细菌的活动

大肠内有大量的细菌,是随食物和空气进入消化道的。大肠内的环境极适合细菌的生长、繁殖。据估计,粪便中的细菌占粪便固体总量的 20%～30%。大肠内的细菌能对肠内容物中一些成分进行分解。糖类发酵的产物有乳酸、醋酸、CO_2 和沼气等。脂肪的发酵产物有脂肪酸、甘油、胆碱等。蛋白质的腐败产物有氨、硫化氢、组胺和吲哚等。在一般情况下,其中一些有毒物质吸收甚少,经肝解毒后,对人体无明显不良影响。大肠内的细菌能利用肠内较简单的物质合成维生素 B 族及维生素 K,它们可被人体吸收利用,若长期使用肠道抗菌药物,肠内细菌被抑制,可引起维生素 B 族和维生素 K 缺乏。

3.大肠液的分泌

大肠液是由大肠腺和大肠黏膜杯状细胞分泌的,pH 为 8.3～8.4。大肠液的主要成分为黏液和碳酸氢盐,还含有少量的二肽酶和淀粉酶,但它们的消化作用不大。大肠液的主要作用是润滑粪便,保护肠黏膜免受机械损伤。大肠液的分泌主要是由食物残渣对肠壁的机械性刺激所引起的。刺激副交感神经可使分泌增加,而交感神经兴奋则使正在进行着的分泌减少。

二、食物的吸收

消化道内的吸收是指食物的消化产物、水分、无机盐和维生素透过消化道黏膜的上皮细胞进入血液和淋巴的过程。营养物质的吸收是在食物被消化的基础上进行的。正常人体所需要的营养物质和水都是经消化道吸收进入人体的,因此,吸收功能对于维持人体正常生命活动是十分重要的。

（一）吸收部位

由于消化道各部分组织结构不同,加之营养物质在消化道各段内被消化的程度和停留的时间各异,因此,消化道各段的吸收能力和吸收速度也不相同。营养物质在口腔和食管内几乎不被吸收,在胃内只吸收酒精和少量水分。营养物质的主要吸收部位是小肠。一般认为,蛋白质、糖类和脂肪的消化产物大部分在十二指肠和空肠被吸收,胆盐和维生素 B_{12} 在回肠被吸收。食物经过小肠后,吸收过程已基本完成,结肠可吸收进入结肠内的 80% 的水和 90% 的氯化钠。

小肠是营养物质吸收的主要场所,这是因为:①小肠有巨大的吸收面积。人的小肠长约 4m,小肠黏膜形成许多环形皱褶,皱褶上有大量绒毛,绒毛表面的柱状上皮细胞还有许多微绒毛,这就使小肠的吸收面积比同样长度的圆筒面积增加约 600 倍,达到 200m² 左右;②食物在小肠内已被充分消化成可以吸收的小分子物质;③食糜在小肠内停留时间长,为 3～8h,使营养物质有充分的时间被消化吸收;④小肠黏膜绒毛内有丰富的毛细血管和毛细淋巴管,有利于吸收。

（二）小肠内主要营养物质的吸收

营养物质（糖、蛋白质、脂肪）必须被消化成小分子物质才能被吸收。小肠吸收绝大部分的营养物质、水和电解质。只有少量的水和离子在大肠被进一步吸收。在结构和功能上,小肠具有吸收的各种有利条件。三大营养物质的消化产物大部分在十二指肠和空肠被吸收,胆盐、维生素 B_{12} 的吸收部位在回肠,水和无机盐类在小肠全段都有吸收。严重呕吐、腹泻可使人体丢失大量水分和电解质,从而导致人体脱水和电解质紊乱。①糖类必须分解成单糖才能被吸收,以葡萄糖－Na^+－载体复合物的形式被运入细胞内,然后易化扩散进入血液。②蛋白质分解为二肽、三肽后,和 Na^+ 相偶联由小肠上皮细胞主动吸收。③脂肪的吸收有血液和淋巴两种途径,因膳食中的动、植物油含长链脂肪酸较多,分解为甘油、游离脂肪酸、甘油一酯和胆固醇后被吸收。所以,脂肪的吸收以淋巴途径为主。胆盐在脂肪吸收中起了重要作用。④Na^+ 的吸收是通过钠泵主动转运完成的。⑤钙在小肠上段被吸收,主要是通过主动转运完成,脂类物质、胃酸、1,25－二羟维生素 D_3 对钙的吸收具有促进作用。儿童、孕妇和乳母因对钙的需要量增加而使其吸收量也增加。⑥铁的吸收与人体对铁的需要量有关。急性失血患者、孕妇、儿童对铁的需要量增加,铁的吸收也增加。铁的吸收部位在十二指肠和空肠上段,胃酸、维生素 C 可促进铁的吸收。胃大部切除或胃酸分泌减少的患者,由于影响铁的吸收可导致缺铁性贫血。⑦水溶性维生素主要以易化扩散的方式在小肠上段吸收,脂溶性维生素吸收的机制与脂肪的吸收相似。

第三节　人类实现精准营养的基本需求

一、针对罕见遗传病患者的精准营养干预

目前国际诊断明确的单基因遗传病多达 6600 余种,其中大多数类型是因为营养代谢通路的基因变异造成其生物学功能异常,影响机体生理功能,从而产生疾病表征。常见的单基因遗传性疾病包括苯丙酮尿症、半乳糖血症、葡萄糖－6－磷酸脱氢酶缺乏症、抗维生素 D 性佝偻病、遗传性血色素沉着病等。如何对其进行快速、精准的临床诊断是目前临床上面临的最关键问题。在明确诊断基础上,单基因遗传病的病因学和疾病特征相对明确,对其进行精准营养干预往往能够达到较好的预防和治疗效果。例如苯丙酮尿症是一种典型的氨基酸代谢缺陷病,其病因是由于苯丙氨酸代谢途径中的酶缺陷,造成苯丙氨酸无法转变成为酪氨酸,导致苯丙氨酸及其酮酸蓄积,并从尿中大量排出。苯丙氨酸及其代谢产物的蓄积会造成婴幼儿智力低下、精神神经症状、湿疹、皮肤抓痕征及色素脱失和尿素气味等。针对此类疾病的患者,在生长发育的早期阶段如果进行低苯丙氨酸饮食的治疗,并辅以酪氨酸补充,可较好地控制疾病症状的发生,可维持其正常的生长和智力发育。典型性半乳糖血症由于个体 1－磷酸－半乳糖尿苷转移酶缺乏导致前体 1－磷酸－半乳糖堆积,可引起腹水、肝功能衰竭、出血等恶性临床症状。婴幼儿在早期诊断明确后可通过避免摄入富含半乳糖的母乳、牛乳和奶粉等,替换为使用豆浆、米粉等喂养,并适当补充钙剂和维生素等,可降低半乳糖代谢

产物对肝、肾、眼睛及脑组织的损伤和婴幼儿的死亡,保障婴幼儿正常发育和健康成长。葡萄糖 6 －磷酸脱氢酶缺乏症婴幼儿避免摄入可能造成溶血过程的食物(如蚕豆)、食用蚕豆后的母乳以及伯氨喹啉型药物,可避免溶血和黄疸等症状的出现。遗传性血色素沉积症患者减少摄入富含铁或者促进铁吸收的食物。抗维生素 D 性佝偻病患者可通过补充 $1,25-(OH)-D$ 和磷酸盐促进其骨骼正常生长发育等,从而达到控制疾病病程进展,维持和促进健康的目标。因此,针对单基因遗传性疾病,通过深入了解遗传变异对营养素及相关代谢产物的代谢过程以及对机体脏器和细胞的影响,并在此基础上设计具有针对性的营养素补充(或缺失)产品和干预方案,能够有效预防和控制疾病发生进程。总之,对遗传性营养代谢异常相关的疾病,通过精准干预能够非常有效地预防和控制疾病的发生和恶性进展,保障患者的正常身体机能和生长发育过程。

二、针对常见病患者的精准营养干预

复杂代谢性疾病包括糖尿病、代谢综合征、动脉粥样硬化、脑卒、肿瘤等疾病的精准营养干预相对比较复杂。首先,复杂疾病的病因较多,通常难以判定最为主要或者最具有显著特征的病因因素;其次,单个因素的影响效应较弱,难以被发现和验证,而且针对单影响因素,临床干预效果在短时间难以见效;再次,各种影响因素,包括环境－环境、环境－基因和基因－基因之间的交互作用复杂多变、难以考察;最后,营养干预的过程较长,手段和方法也较为复杂,受试者的依从性也可能会发生变化,导致干预失败。基于以上原因,通常复杂疾病的营养干预更难以实现精准干预。然而,基于现代生物技术的发展和对疾病的认识加深,以及生物化学、生物信息学技术的发展和整合,可以建立较为普遍的干预方式,从而在此基础上进行人群干预的精准化。

以糖尿病患者为例,高糖、高脂肪和低纤维饮食均是造成患者血糖过高的主要因素。糖尿病患者往往以有效控制血糖尤其是餐后血糖浓度为主要目标,并避免血糖水平在日间具有较大幅度水平的波动,从而减少血糖波动对靶器官的影响。已知的影响个体餐后血糖浓度的因素有很多,包括遗传、生活习惯、胰岛素水平和敏感性、胰腺外分泌能力以及葡萄糖转运能力等。由于个体的差异,单纯控制糖的摄入量无法精准有效地调控血糖水平。近年来,全基因组关联分析发现了多个慢性病的易感位点和因素,其中包括众多营养素的代谢、合成和水平等影响因素。个体在同样的干预方式下,其干预效果存在较大差别,遗传因素在其中起到了重要的调节作用。人群研究发现,FTO 基因的变异与饱腹感神经信号相关,MC4R 遗传变异和食欲相关,GIPR 遗传变异和胰岛素不耐受以及 CDKAL1 和胰岛素敏感性相关等。说明不同个体应当按照遗传背景合理地选择饮食方案、限制能量摄入,强调摄入低升糖指数饮食,从而更加有效地控制血糖水平。

近年来,伴随着基因组、转录组、代谢组、蛋白质组和微生物组以及大数据分析技术的发展,极大地促进了我们对疾病发生过程的认识,为实现基于个体特征进行有效营养干预提供了可能。《细胞》(Cell)杂志中发表的一项来自以色列魏兹曼研究所(Weizmann Institute)的科学家考察不同个体特征对餐后血糖影响的研究论文,提示根据相关的个体特征进行个性化的血糖干预指导,其效果显著好于传统经验的血糖控制方案。在此研究中,研究人员通过对 800 人进行为期 1 周的血糖水平监测,发现针对标准化的食物摄入水平,个体血糖变化因人而异。研究进一步基于个体的生活方式、医疗背景及肠道微生物组成和功能,进行标准化的葡萄糖餐食干预,并记录其餐后葡萄糖水平。通过计算机学习的方法对不同个体血糖变化的影响因素进行了大数据分析,探讨了影响餐后葡萄糖水平的关键因素,构建了用于餐后血糖水平预测的模型。随后在另外 100 名参与者的研究中,研究者利用该算法成功预测了不同参与者机体应对同样膳食所表现出的不同血糖变化情况。这为今后糖尿病患者和健康人群进行精准的葡萄糖控制提供了重要思路。上述研究进一步说明,通过个体化的多组学大数据的整合分析,能够较好地对个体营养干预效果进行预测,也将成为未来营养干预和膳食指导的重要内容。

对于肿瘤患者,由于肿瘤组织代谢率较高,荷瘤患者的基础能量消耗也较高。肿瘤患者的蛋白质分解速度加快、脂肪消耗较多、葡萄糖酵解使得患者对糖代谢需求增多,而且伴有多种膳食营养素吸收和代谢调控紊乱过程。因此,在抗肿瘤治疗阶段,特异的营养干预对于增加治疗效果、维持器官功能、减少不良反应和并发症具有重要的临床意义。对肿瘤患者营养干预的主要目标是改善营养不良而非直接发挥治疗效果。目前临床上针对癌症患者的营养干预指征包括术前体重快速下降、清蛋白(白蛋白)水平较低、存在严重营养不良、发生胃肠道不良反应和晚期肿瘤患者。近年来,研究发现肿瘤代谢可能依赖于某些特殊营养物质,比如蛋氨酸和谷氨酰胺,通过对其进行营养干预可能会降低肿瘤细胞的增殖而对正常细胞不存在显著影响。同时,研究发现精氨酸、二十二碳五烯酸(EPA)和二十二碳六烯酸(DHA)具有调控患者免疫反应的能力,提高其膳食摄入水平可能改善肿瘤患者预后。然而,由于肿瘤细胞的多样性和异质性,目前针对肿瘤细胞代谢的营养干预方案仍在探索中。除此之外,某些特定的营养和膳食因素可能会影响临床上肿瘤患者的治疗效果,食物和药物的混用可能会降低药物的安全性,例如葡萄柚汁液会增加贝沙罗汀的药物作用效果,饮酒会增加化疗药物氨甲蝶呤的肝损伤,摄入维生素 D 补充剂和钙会降低普卡霉素的药效等。未来,伴随着对肿瘤细胞异常代谢信号通路认识的加深,极有可能通过精细化调控个体营养状态来实现对肿瘤的干预、控制和治疗。

三、针对普通健康人群的精准营养干预

相对于疾病人群,普通人群对营养的需求主要侧重于满足基本生理需求和生长发育需要,达到机体营养平衡以及对疾病的预防作用。对于普通人群,精准营养干预依赖于其营养状态、生活习惯和遗传因素的共同作用。要实现针对个体的精准营养干预同样需要精准的营养水平衡量方案,稳定而灵敏的能反映营养水平的效应生物标志物,以及准确的测定方法和安全有效的干预方法。以我们对维生素 D 的系统研究为例,目前衡量个体维生素 D 的状态以测定血液 25-(OH)-D 水平为标准,血液 25-(OH)-D 小于 50mmol/L(20nmol/ml)定义为严重缺乏,血液 25-(OH)-D 小于 75 nmol/L(30 ng /ml)为严重缺乏状态。按照上述标准,中国普通女性人群高达 85% 存在维生素 D 不足,全世界有 65%～75% 的女性存在显著的维生素 D 缺乏状态。维生素 D 标准制定以体内甲状旁腺激素(parathyroid hormone,PTH)的变化和钙吸收显著降低时的维生素 D 基础水平作为衡量标准。然

而,人群中 PTH 和维生素 D 的相关性存在人种和个体的差异。值得注意的是,人群血液维生素 D 的测定方法有放射免疫、化学发光和质谱测定方法,不同的测定方法对维生素 D 水平存在不同程度的估计误差。

近年来,基于质谱——液相色谱的高灵敏、高精确度的测定方法逐渐成为临床标准化测定方法。然而,近年来的研究发现,虽然不同人种的维生素 D 水平存在差异,但是总维生素 D 水平和临床生理学特征和效应不存在显著相关性。例如,美国白种人和非裔人群相比,白色人种体内 25-(OH)-D 水平显著高于黑色人种,然而相同年龄和性别的黑色人种的骨骼密度却显著高于白色人群,提示总 25-(OH)-D 不是最优的体内维生素 D 的血液标记分子。有研究提示,维生素 D 结合蛋白(vitamin D binding protein,DBP)能调控体内具有生物活性维生素 D 的水平。相对于黑色人种,美国白色人种体内 DBP 水平显著升高,而 DBP 的水平与其编码基因 GC 上的遗传变异位点 rs7041 和 rs4588 显著相关,较高的 DBP 水平限制了总维生素 D 的生物学活性。通过比较发现,两种人群体内具有生物活性形式的维生素 D 水平不存在显著差异,在此基础上发现生物活性形式的维生素 D 水平和骨骼密度的相关性强于总维生素 D 水平,提示具有生物活性形式的 25-(OH)-D 水平相对于总 25-(OH)-D 水平可能更好地提示其体内维生素 D 水平。如何在维生素 D 缺乏人群中进行有效的干预?目前国际上存在不同形式和剂量的维生素 D 补充剂,研究发现维生素 D 的补充效果不仅受到体重、性别等因素的影响,还受到个体的影响维生素 D 吸收、代谢相关基因的遗传变异的影响。综上,在进行维生素 D 的精准营养干预时,不仅需要考察体内维生素 D 水平,还应考虑维生素 D 代谢相关遗传因素对干预方案的影响等,以达到维生素 D 安全、合理和有效的临床干预效果。

营养干预不仅与个体的营养状态,代谢相关的遗传因素等密切相关,同时还与其生理特征和疾病状态相关。科学合理的干预剂量和干预时间,对于精准营养干预具有重要的价值。在不良的生理条件下,过多摄取某些营养素不仅对控制疾病进展无帮助,甚至可能促进其恶性进展。例如,作为水溶性维生素,叶酸对于维持基因组稳定性、核苷酸代谢、基因表观遗传学修饰具有重要的生物学功能,叶酸缺乏可能影响肿瘤发生的易感性增加,甚至调控同型半胱氨酸水平,影响人群高血压和糖尿病的发生。而过度的叶酸摄入不仅不能预防疾病发生,还可能促进疾病的恶性进展。我们前期研究发现,普通女性叶酸摄入水平和乳腺癌发生风险不是简单的线性关系,而是呈现"U"形相关性。通过膳食来源的叶酸摄入水平在 $153\sim400\mu g/d$ 的女性,其乳腺癌发病风险低于摄入量低于 $153\mu g/d$ 或高于 $400\mu g/d$ 的女性,说明在比较高水平和极低水平叶酸摄入条件下,乳腺癌发生风险较适量叶酸摄入水平的人群显著增加。同时,在某些特征条件下,比如具有乳腺增生、乳腺炎的女性患者,较高的叶酸补充可能增加其乳腺癌发生风险。然而,如果女性在怀孕早期阶段出现叶酸严重缺乏的话,容易导致新生儿患有神经管发育畸形,进行叶酸补充则能显著预防其发生。因此,生理状态对于叶酸营养精准干预过程具有重要意义。

精准营养干预的目标不仅要降低和改善人群营养的缺乏或失衡,还要关注和避免干预过度带来的健康损害。因此,精准营养干预需要对干预后的病理生理改变进行系统的观察、追踪和分析,以制订更加科学合理的干预方案。比如硒是人体必需的微量元素,是体内关键抗氧化酶的重要组成,具有清除自由基、保护细胞膜免受氧化损伤、调控甲状腺激素代谢、参与螯合重金属降低其毒性等重要生物学作用和功能,人体缺硒可导致能量缺乏性营养不良、心血管疾病、糖尿病、肝病、胰腺炎、甲状腺功能异常、生殖异常等疾病。然而,硒的生物活性和毒性之间的范围极其狭窄,当人体暴露过量硒时会产生慢性毒性甚至急性毒性,表现为指甲脆裂、毛发脱落、皮肤损伤及神经系统异常,严重者可导致死亡。在中国,超过 70% 的土地处于低硒地带,2/3 人口硒严重缺乏(血硒含量低于 0.10 mg/kg),部分地区由于硒的极度缺乏造成了克山病、大骨节病和心脏病的高发。儿童食入高剂量硒导致生长迟缓,因此对成年人特别是儿童补硒时必须严格谨慎。由于硒在人体内无法合成,需要每日补充,按世界卫生组织推荐人体膳食中每日最低需求量为 40 ug,而营养补充在 $50\sim250\mu g$ 为宜。中国 18 岁以上成年人群硒元素推荐摄入量为 $60\mu g/d$,适宜摄入量为 $100\mu g/d$,可耐受最高摄入量为 $400\mu g/d$[2013 版《中国居民膳食营养素参考摄入量(DRIs)》]。血液中谷胱甘肽过氧化物酶和硒蛋白 P 的活性和水平伴随着血浆硒水平的增加而升高,当血浆硒水平达到 $8.89\sim11.43\mu mol/L(70\sim90\ ng/ml)$ 时,硒蛋白 P 的活性达到平台期。当剂量继续增加时,会出现慢性或者急性中毒症状包括指甲脱落、皮肤黄染、疲劳、恶心、呕吐、肝肿大等。一项在美国人群开展的干预研究显示,在体内硒水平较高人群中进行硒的干预,不仅不会降低疾病风险,相反会增加人群糖尿病的发生风险。在肿瘤预防方面,大样本队列研究发现硒缺乏的人群患前列腺癌的风险较高。在硒缺乏男性人群中,每日补充含有

200µg 硒的酵母可显著降低前列腺癌发生风险,然而在硒水平较高的男性人群中补充硒却能增加前列腺癌的发生风险。同时研究还发现,硒补充可能增加受试者皮肤鳞癌和总非黑色素瘤皮肤癌的发病风险。因此,在硒缺乏人群中进行硒干预时应当充分考虑个体的本底硒水平、疾病状态和潜在的风险因素,在满足人体对硒需求基础上进行干预的精准化评估,避免硒的过量补充所带来的潜在健康风险。

总之,要达到对普通人群进行精准营养干预的目的,目前存在以下几个问题:①大多数营养素仍缺少有效的、灵敏度较高的分子标记物,包括大多数维生素种类(包括维生素 A、维生素 E、维生素 K、叶酸、维生素 B 等)以及微量元素(包括锰、镍)等。灵敏而稳定的分子标记物对于相关营养物质的精准干预具有重要的临床干预指导价值。②相关营养素缺少相关的剂量范围指导值,其最低需求量和最大耐受量范围不清楚,同时相关营养素的生物毒性和毒理学机制尚不清楚,难以对推荐剂量进行规定。③人们对影响相关营养素代谢、合成和分解的通路尚不完全清楚,尤其是对个体间存在的营养代谢基因遗传变异产生的相关营养素代谢过程缺少了解。然而它们会潜在地影响营养干预的结果,造成效果与预期偏离。上述因素在维生素的精准化营养干预方面具有重要的影响,将成为今后营养科学关注的重点方向和内容。

第四节 《"健康中国 2030"规划纲要》解读

一、战略目标

《"健康中国 2030"规划纲要》中指出的健康中国总体战略目标有以下几点：

到 2020 年,建立具有中国特色的医疗卫生制度,面向全体城乡居民提供医疗卫生服务,提高人民大众的健康素质。构建健康产业体系,完善体系结构,充实体系内容,从而为提高居民的主要健康指标而服务,使之与中高收入国家的健康指标水平持平。

到 2030 年,实现全民健康制度体系的进一步完善,推动健康事业的协调发展,将健康生活方式普及到人民大众中,使社会健康服务质量和健康保障水平达到一定的程度,积极发展健康产业,从而基本实现健康公平。

到 2050 年,将我国打造成为具有中国特色和满足社会主义现代化发展要求的健康国家。

除以上总体目标外,到 2030 年,还要具体实现以下目标：

(1)人民健康水平持续提升。促进人民大众体质健康,使人均健康预期寿命与现在相比有所提高。

(2)有效控制主要健康危险因素。促进全国人民健康素养的提高,向人民大众加强健康生活方式的普及与宣传,构建对国民健康有积极促进作用的良好环境,对食品药品安全予以保障,防止因食品、药品安全问题而引发疾病。

(3)大幅提升健康服务能力。促进医疗卫生服务体系质量的优化与整体的改善,促进全民健身公共服务体系、健康保障体系的健全与完善,将健康服务质量提高到一定水平。

（4）扩大健康产业规模。完善健康产业体系,调整产业结构,扶持大型企业的发展,提高大型企业的创新能力和国际竞争力,发挥这些企业的经济作用,带动国民经济的发展。

（5）进一步完善促进健康的制度体系。加强保障国民健康的法律体系的健全与完善,积极落实维护国民健康的政策与法律法规。

二、普及健康生活

（一）加强健康教育

1.提高全民健康素养

（1）全国人民养成健康的生活习惯及生活方式,有效干预高危个体和家庭的健康,给予相应的指导,将健康专项行动落到实处,到2030年基本实现"以县（市、区）为单位全覆盖"的战略目标。

（2）开发对国民健康有帮助的技术和产品,并向大众推广这类产品,建立健全健康生活监测体系。

（3）建立健全健康教育体系,普及健康教育,提高教育水平,普及健康知识。

（4）加强社会主义精神文明建设,传播健康文化,营造良好的健康氛围。

（5）加强媒体对健康科学知识的宣传,开设健康栏目,普及健康教育。

2.加大学校健康教育力度

(1)将健康教育作为国民教育体系的重要组成部分,加强对素质教育的大力推行。

(2)重点加强中小学健康教育。

(3)构建和应用新型健康教育模式。

(4)培养优秀的健康教育师资。

(二)塑造自主自律的健康行为

1.引导合理膳食

(1)制订国民营养计划,将该计划积极落实,对食物的营养功能进行深入研究与评价,向全国人民广泛普及膳食营养的基本知识,针对不同人群宣传相应的膳食指南,使全国城乡居民养成健康饮食的好习惯。

(2)建立健全居民营养监测制度,对重点区域与人群的健康问题,采取营养手段积极干预,有效解决常见营养与健康问题,如缺乏微量营养素、摄入过多油脂、营养不足、营养过剩等。加强对临床干预手段的普及与运用。

(3)学校、养老机构严格落实营养健康工作,在各单位建设健康食堂,保障食品卫生。

通过引导合理膳食,到 2030 年,使居民营养的知识素养明显提高,使营养缺乏疾病发生率明显降低,使全国人民平均每日食盐量的摄入明显减少。

2.控烟限酒

(1)加大宣传教育的力度,为居民健康营造无烟环境,公共场所要做好控烟工作,逐步实现室内公共场所全面禁烟。

(2)加强戒烟服务。

(3)关于限酒健康教育的工作必须大力开展,对滥用酒精的不健康行为要严格禁止。

(4)加强对有害酒精的监测。

3.促进心理健康

(1)建设并规范心理健康服务体系,加强对该体系的管理。

(2)全面普及全民心理健康知识,促进人民心理健康素养的提高。

(3)积极干预常见精神障碍与不良心理问题,如抑郁症、焦虑症等,及时发现和干预重点人群心理问题。全面救治和救助严重精神障碍患者。

(4)加强精神障碍社区康复服务的全面推进。

通过实施心理健康促进和干预手段,到 2030 年,促进对常见精神障碍、心理问题防治、识别及干预能力的显著提高。

4.减少不安全性行为和毒品危害

(1)综合治理社会问题,特别要注意严格监控青少年及流动人群的安全问题。

(2)在性问题上要加强健康与安全宣传和教育,采取有效的手段积极干预,对高危行为人群的干预要特别重视,避免意外妊娠的发生和性疾病的大肆传播。

(3)普及毒品危害的知识,加强这方面的教育。

(4)加强对全国戒毒医疗服务体系的建立健全。

(5)将戒毒药物维持治疗,社区戒毒、强制隔离戒毒、社区康复等有序衔接起来。

（6）建立新型戒毒康复模式，使成瘾者彻底摆脱毒品的侵害，实现身心康复，社会给予就业扶持，使其早日回归社会，将毒品社会危害降到最低。

（三）提高全民身体素质

1.完善全民健身公共服务体系

（1）加强对全民健身公共设施的统筹建设，如社区多功能运动场、健身步道、骑行道、体育公园、全民健身中心等。

（2）免费或低收费开放公共体育设施，向社会全面开放公共体育场地设施和达到开放条件的企事业单位体育场地设施。

（3）建设全民健身组织网络，对基层体育社会组织的发展给予积极的扶持和引导。

2.广泛开展全民健身运动

（1）加强全民健身计划的调整与实施，对科学健身知识和健身方法进行广泛普及，实现全民健身生活化。

（2）社会体育指导员加强对全民健身活动的指导，提高服务水平。

（3）加强国家体育锻炼标准的实施，促进大众健身休闲活动的发展，推动全民健身体系的不断丰富和完善。

（4）对群众普遍喜爱的运动项目要重点发展，针对不同人群和不同地域特点开发特色运动项目，对民族民俗传统运动项目（太极拳、健身气功等）进行扶持与推广。

3.加强体医融合和非医疗健康干预

（1）宣传体育健身活动指南，加强对适合不同人群、不同环境、不同项目的运动处方库的建立与完善。

（2）结合体育与医疗，促进疾病管理与健康服务模式的构建，使全民科学健身充分发挥自身促进健康、预防慢性病和促进康复的作用。

（3）建设全民健身科技创新平台和健身指导服务站点。

（4）对国民体质进行测试，促进体质健康监测体系的完善，加强对国民体质健康监测大数据的开发与运用，科学评估运动风险。

三、建设健康环境

（一）加强影响健康的环境问题治理

1.防治大气、水、土壤等污染

（1）优化环境质量，落实对联防联控和流域共治工作，对环境质量目标严格进行考核，将环境保护制度积极落实，重点解决对人民群众健康有严重危害的环境问题。

（2）在开发新项目的同时加强环境保护，严格进行审批，强调从源头上预防。

（3）建立常态化区域协作机制，解决区域大气污染的问题。

（4）对于重度污染天气，制定区域联合预警机制。全面检查城市空气质量是否达标。

（5）对居民饮用水水源地的安全是否达标进行严格的监测与管理，对于地下水要加强保护与管理，避免出现地下水超采和污染等问题。

（6）加强对土壤环境和质量的监测与评价，完善相应的评估政策与体系，及时修复遭到破坏的土地环境。

(7)对于噪声污染,要严格预防和控制。

2.加大工业污染源全面达标排放计划的全面实施

(1)全面实施工业污染源排污许可管理,推动企业开展自行监测和信息公开,建立排污台账,实现持证按证排污。

(2)将高污染、高环境风险的工艺、设备与产品淘汰掉。

(3)重点治理工业集聚区污染。

3.建立健全环境与健康的监测、调查及评估制度

(1)加强环境与健康管理制度的建立健全,调查重点区域、流域、行业的环境与健康,建立全面覆盖的环境与健康综合监测网络及风险评估体系。

(2)严格管理环境与健康风险。将环境健康高风险区域划定清楚,对环境污染给人们身心健康带来的影响进行科学评估,针对高风险区域重点项目进行重点管理。

(3)加强环境健康风险沟通机制的建立。对环境信息公开平台进行统一建立,落实环境信息公开。

(二)保障食品药品安全

1.加强食品安全监管

(1)推动食品安全标准体系的不断完善,使食品安全标准基本达到国际标准。

(2)监测并评估食品安全风险,到 2030 年,形成全面覆盖的食品安全风险监测与食源性疾病报告网络。

(3)农业生产要做到标准化、清洁化,深入评估农产品质量安全风险,综合治理农药、兽药残留和重金属污染,加强对兽药抗菌药的严格治理。

（4）大力指导并严格监管食品原产地，促进农产品市场准入制度的不断完善。

（5）加强互联网食品经营治理，对于进口食品，要完善准入制度，加大管理力度，对境外源头食品的安全要仔细检查，加大进口食品指定口岸的建设力度。

（6）地方政府加强对出口食品质量安全示范区的建设，对食品安全信用体系进行建立与完善。

2.强化药品安全监管

（1）改革药品审评审批制度，对以临床疗效为导向的审批制度进行建立，促进药品审批标准的不断提高。严格审评审批创新药和临床急需新药，严格评价仿制药质量和疗效。

（2）促进国家药品标准体系的不断完善，提高医疗器械标准，使中药（材）标准与国际标准基本接轨。全面监督并管理药品，促进全品种、全过程的监管链条的形成与完善。

（3）大力监管医疗器械和化妆品。

（三）完善公共安全体系

1.强化安全生产和职业健康

（1）把握生产安全关，加强对风险等级管控、隐患排查治理这两条防线的建立，使重特大事故发生的频次减少，将危害后果降到最低。

（2）行业要严格自律，有关部门认真履行监督管理职责，企业要认清并肩负起主体责任，加强对职业病的源头的治疗，对于重点行业领域的安全生产工作要严格进行监管。

（3）对职业病危害基本情况进行调查与分析，采取相应的措施进行干预,并不断完善措施。促进职业安全卫生标准体系的进一步完善,促进重点职业病监测和管理网络的形成,将尘肺病和职业中毒高发势头遏制到一定程度。

(4)实施分级分类监管,对职业病危害高风险企业要实施重点监管,使职业病危害降到最低。促进职业病报告制度的不断强化,用人单位搞好职业健康促进工作,对工伤事故及职业病发生进行防控。

2.促进道路交通安全

(1)科学设计、规划和建设道路交通安全网络,加强公路安全生命防护工程的组织实施,对公路安全隐患进行治理。

(2)大力监管道路运输安全,促进企业安全自律意识的提高,促进运输企业安全生产主体责任落到实处,促进安全运行监管力度的不断增强。

(3)加强对道路交通安全问题的治理,促进车辆安全技术标准、机动车驾驶人和交通参与者综合素质的不断提升。到2030年,争取使道路交通万车死亡率降低30%。

3.预防和减少伤害

(1)加强对伤害综合监测体系的建立和完善,对重点伤害干预技术指南和标准进行开发。

(2)对儿童和老年人伤害要重点加以预防,对儿童和老年人意外伤害要严格进行控制,促进儿童玩具和用品达到较高的安全标准。

(3)加大对消费品质量安全事故强制报告制度的建立健全,促进产品伤害监测体系的不断完善和重点领域质量安全监管体制的严格落实。

4.提高突发事件应急能力

(1)通过教育的手段提高全民安全意识。

(2)建立健全城乡公共消防设施建设和维护管理责任机制。

(3)加强防灾减灾工作的落实,提高应急能力,及时处理突发事件。

(4)促进医疗急救体系的健全和完善,促进救治效率的提高。到 2030 年,接近发达国家水平的道路交通事故死伤比。

第二章　人体所需的营养成分

食物含有对人体有用的成分称为营养素。营养素是机体组织细胞进行生长发育、修补更新组织，保护器官、制造各种体液、调节新陈代谢的重要物质基础。人体内所需要的营养素归纳起来可分为碳水化合物、蛋白质、维生素、脂类和水，等等。如果在日常生活中的饮食经常缺少某一种或几种营养素，就会影响身体健康。

第一节　碳水化合物

碳水化合物也称糖类，是由碳、氢、氧三种元素组成的一类宏量营养素，分子式中氢和氧的比例恰好与水相同（2：1），如同碳和水的化合物，因而得名。碳水化合物广泛存在于动植物中，是人类膳食能量的主要来源。

一、碳水化合物的功能

1.供给能量

膳食碳水化合物对机体最重要的作用是供给能量，它是供能营养素中最经济的一种。碳水化合物能在体内迅速被消化吸收并产生能量，每克葡萄糖可产生 17 kJ（4 kcal）的能量。

与蛋白质和脂肪相比,碳水化合物在人体中储存量很少,人体每日消耗碳水化合物的量比体内储备量大得多,体内储存的碳水化合物只能维持数小时,所以必须从膳食中不断补充碳水化合物。

2.构成机体组织

碳水化合物是构成机体组织的重要物质,并参与细胞的组成和多种活动,如糖脂、糖蛋白、核糖、脱氧核糖,所有神经组织、细胞和体液都含有糖。因此,碳水化合物是构成机体不可缺少的物质。

3.抗生酮作用

脂肪在体内彻底被代谢分解,需要葡萄糖的协同作用。若碳水化合物不足,脂肪氧化不彻底,就可以产生酮体,过多的酮体可引起酮血症和酮尿症。体内有充足的碳水化合物,就可以起到抗生酮的作用。人体每日至少需 50 ~100 g 碳水化合物才可防止酮血症和酮尿症的发生。

4.提供膳食纤维

膳食纤维是指不能被人体消化酶所消化的多糖的总称。膳食纤维主要成分包括非淀粉多糖(纤维素、半纤维素、树胶、果胶等)、木质素、抗性淀粉、抗性低聚糖等。膳食纤维不能被人体消化吸收,曾被认为是不起营养作用的非营养成分。但膳食纤维可在结肠被肠道中的益生菌如双歧杆菌所利用,其发酵产物如短链脂肪酸有重要生理功能。膳食纤维与人体健康密切相关,成为膳食中不可缺少的营养成分。膳食纤维的生理功能主要表现在以下几个方面:

（1）降低血胆固醇

膳食纤维可以结合胆汁酸、胆固醇、脂肪等并促使它们排出体外，并且膳食纤维与胆汁酸结合会促使胆固醇向胆汁酸转化，从而消耗体内的胆固醇，显著降低血胆固醇浓度，预防动脉粥样硬化、冠心病等心血管疾病的发生。

（2）防止便秘和肠癌

膳食纤维吸水力很强，可使粪便软化，有利于粪便排出。并且膳食纤维可增加粪便体积和重量，促进肠道蠕动，加快排便速度，减少粪便在肠道的停留时间。如果膳食中缺乏膳食纤维，肠道的蠕动就会变慢，粪便量少而干硬，造成便秘。长期便秘对人体的健康会产生不良的影响。

膳食纤维可促进肠道有益菌增加，抑制有害菌繁殖，从而减少致癌物质的产生；膳食纤维还可以稀释肠道内致癌物浓度，促进肠道蠕动，加快排便速度，促使致癌物随粪便排出体外，缩短致癌物与肠壁接触时间，从而起到预防肠癌的作用。

（3）降低血糖

膳食纤维可减缓小肠对葡萄糖的吸收，降低餐后血糖水平；可溶性纤维可提高机体对胰岛素的敏感度，降低机体对胰岛素的需求，调节血糖水平。所以，膳食纤维具有预防和控制糖尿病的作用。

（4）防止能量过剩和肥胖

由于膳食纤维的吸水作用，可增加胃内食物容积而产生饱腹感，从而减少食物的摄入量，而且膳食纤维本身产生能量很低（2 kcal/g）。膳食纤维促进肠道蠕动，减少食物在肠道的停留时间，能源性营养素的吸收并不完全，从而减少了能量的摄入，有利于控制体重,防止肥胖。

二、碳水化合物的分类

碳水化合物种类很多,按化学结构分为单糖、双糖、寡糖和多糖。在这里主要介绍食物中对人体营养非常重要的几种碳水化合物。

1.单糖

单糖是不能被水解的最简单的碳水化合物。单糖一般为结晶体,有甜味,易溶于水,不经消化即可被人体吸收利用,食物中重要的单糖主要有葡萄糖和果糖。

（1）葡萄糖

葡萄糖是单糖中最重要的一种,它广泛存在于动、植物中,尤其是植物性食物含量最丰富。人体中的血糖也是葡萄糖。人体中利用的葡萄糖主要由淀粉水解而来,也可来自蔗糖、乳糖水解。葡萄糖是机体吸收利用最好、最快的单糖。人体各组织几乎都能利用葡萄糖作为能源或合成其他重要化合物,如核糖、糖蛋白、糖脂、脂类、非必需氨基酸等。机体中的红细胞、脑、神经组织等主要依靠葡萄糖供能。若血液中葡萄糖水平下降,就会影响大脑的能量供给,产生注意力不集中、头晕甚至昏迷。

（2）果糖

果糖主要存在于蜂蜜、水果中。果糖在人体内吸收速度比蔗糖、葡萄糖慢,并且果糖的代谢不依赖胰岛素,人体摄入果糖后不会引起血糖及胰岛素水平明显波动。

2.双糖

双糖是由两分子单糖缩合而成的碳水化合物。双糖多为结晶体,溶于水,不能被人体直接吸收,必须水解成单糖后才能被人体吸收。食物中重要的双糖有蔗糖、麦芽糖、乳糖等。

(1)蔗糖

蔗糖是由一分子葡萄糖和一分子果糖构成。蔗糖存在于植物的根、茎、叶、花、果实、种子内。白砂糖、绵白糖、赤砂糖、冰糖等的主要成分就是蔗糖,是重要的甜味剂。

(2)乳糖

乳糖是由一个分子葡萄糖和一个分子半乳糖构成。乳糖主要存在于哺乳动物的乳汁中,是婴儿主要的碳水化合物。乳糖对婴儿具有重要意义,它能使婴儿肠道保持最适合的肠菌丛,并能促进钙等矿物质的吸收。

(3)麦芽糖

麦芽糖是由两分子葡萄糖构成。主要来自淀粉水解、饴糖、糖稀中含量较多。

3.寡糖

寡糖又称低聚糖,是由 3～9 个单糖构成的碳水化合物。比较重要的寡糖有大豆低聚糖、低聚果糖、异麦芽低聚糖等。

(1)大豆低聚糖

大豆低聚糖是存在于豆类中的可溶性糖分的总称,主要成分是棉子糖和水苏糖。棉子糖是由葡萄糖、果糖和半乳糖构成的三糖;水苏糖是在棉子糖的基础上再加上一个半乳糖的四糖。

(2)低聚果糖

低聚果糖是由一个葡萄糖和多个果糖结合的寡糖,存在于水果、蔬菜中,尤以洋葱、芦笋中含量较高。

（3）低聚异麦芽糖

低聚异麦芽糖是淀粉糖的一种,主要成分为 α−1、6 糖苷键结合的异麦芽糖(IG2)、潘糖(P)、异麦芽三糖(IG3)及四糖以上(Gn)的低聚糖。自然界中低聚异麦芽糖极少以游离状态存在,但作为支链淀粉或多糖的组成部分,在某些发酵食品如酱油、黄酒或酶法葡萄糖浆中有少量存在。

寡糖一般不能被人体消化酶分解,在小肠中不被消化吸收。但寡糖进入大肠后,能被肠道菌分解,特别是肠道中的益生菌如双歧杆菌所利用,并能促进体内双歧杆菌的增殖,抑制肠道有害菌群的增殖。其发酵产物如短链脂肪酸有重要生理功能,与膳食纤维等一起对肠道的结构与功能有重要的保护和促进作用,但也不可食用过多。

4.多糖

多糖是由 10 个以上单糖组成的一类大分子碳水化合物。多糖一般无甜味、不溶于水、不形成结晶。多糖在酸或酶的作用下可水解成单糖。重要的多糖有淀粉和膳食纤维。

（1）淀粉

淀粉由许多葡萄糖分子组成,是人类的主要食物,也是人体能量的主要来源,在谷物、豆类、薯类食物中含量丰富。

（2）膳食纤维

膳食纤维主要存在于植物的细胞壁中,主要成分是非淀粉多糖(纤维素、半纤维素、树胶、果胶等)、木质素,另外还包括抗性淀粉、抗性低聚糖等。木质素不属于多糖类物质,但木质素存在于细胞壁中难以与纤维素分离,故在膳食纤维的成分中包括了木质素。膳食纤维分为可溶性纤维和不溶性纤维两类。可溶性纤维主要包括果胶、树胶和黏胶等,不溶性纤维有纤维素、半纤维素、木质素等。膳食纤维虽不能被人体消化吸收,但对人体健康起着重要作用,是机体不可缺少的营养成分。

三、碳水化合物的摄入量与食物来源

1.摄入量

碳水化合物是最易获得的供能物质,人体对碳水化合物没有明确的需要量但不能缺乏。因为它和脂肪一起都是机体的基本供能物质,当体内碳水化合物和脂肪不足时,可通过糖原异生作用,将蛋白质转变成糖原,以维持机体的需要。因此,不能说机体对这类营养素有特定的需要量。但是,机体缺乏碳水化合物,就会动用大量脂肪,因脂肪氧化不完全而产生过多酮体,对身体不利,利用蛋白质供能则不经济。

碳水化合物摄入不足主要发生在一些贫困地区,另外,减肥者和控制体重的人群,由于严格控制碳水化合物的摄入量,也可能会造成碳水化合物的供给不足。长期膳食中碳水化合物供给不足,会造成人体蛋白质营养不良。

在经济发达地区人群中,由于动物性的食物摄入过多,而植物性食物的摄入不足造成膳食纤维供给不足。膳食中膳食纤维不足,易导致便秘、痔疮、糖尿病、心血管疾病、肠癌的发病率也高于一般人群。

碳水化合物摄入过多,对人体的健康同样会造成不利的影响。当碳水化合物摄入过多时,机体获得的能量超过了消耗的能量,过多的能量将转化为脂肪储存在人体的皮下和内脏的周围,导致肥胖,许多人肥胖的原因就是过多地摄入了碳水化合物。膳食纤维、精制糖摄入过多同样对人体有害。

碳水化合物参考摄入量常用其提供能量占总能量的百分比来表示。中国营养学会推荐，除了 2 岁以下的婴幼儿外，碳水化合物适宜摄入量（AI）占总能量的 55% ～ 65% 较为合理。目前多数营养学家建议精制糖摄入量不应超过总能量的 10%。

2.食物来源

碳水化合物主要来自植物性食物，特别是粮谷类、根茎类、豆类和水果蔬菜类食物中碳水化合物含量丰富，纯碳水化合物食物还包括糖果、饮料等。粮谷类、根茎类、豆类食物如大米、面粉、玉米、小米、甘薯、土豆、绿豆、红豆等含淀粉丰富；单糖、双糖主要来源于加工食品，如蔗糖、糖果、糕点、含糖饮料和蜂蜜等；膳食纤维主要来源于水果、蔬菜、粗粮、杂粮、豆类等；乳及乳制品中含有乳糖。

第二节　蛋白质

蛋白质(protein)是生命活动的最基本物质,是构成细胞内原生质的主要成分,在生物体内占有特殊的地位。生命的产生、存在和消亡,无一不与蛋白质有关,从生长发育到受损组织的修复,从新陈代谢到酶、免疫系统及激素的构成,从保持人的生命力到延缓衰老、延年益寿等都离不开蛋白质。正如恩格斯所说:"蛋白质是生命的物质基础,生命是蛋白质存在的一种形式。"如果人体内缺少蛋白质,轻者体质下降、发育迟缓、抵抗力减弱、贫血乏力,重者形成水肿,甚至危及生命。一旦失去了蛋白质,生命也就不复存在,故有人称蛋白质为"生命的载体"。可以说,蛋白质是生命的第一要素。

细胞是人体的基本结构和功能单位,蛋白质是组成人体一切细胞的主要成分,约占人体总重量的 17%,仅次于水(75% ～ 80%)。蛋白质占细胞内固体成分的 80%以上,在生物体系中起着核心作用,是生命活动的主要承担者。譬如,人体从头发到指甲,从皮肤到骨骼,从血液到每一个细胞都是由蛋白质所构成的。由此可见,蛋白质在人类生活中是不可替代的,其营养价值也自然受到广泛的关注。

一、蛋白质的组成

(一)元素组成

蛋白质是由 20 种 α—氨基酸按一定顺序通过肽键连接而成

的长链分子,即肽链,再由一条或一条以上的肽链按照其特定方式结合而成的高分子化合物,是生物体中的主要含氮物质。根据蛋白质的元素分析,蛋白质除了含碳、氢、氧、氮之外,还有少量的硫。有些蛋白质还含有其他一些元素,主要有磷、铁、铜、碘、锌和钼等。

经过大量试验证明,蛋白质的平均含氮量为 16%,这是蛋白质组成的一个特点。运用蛋白质这个特性,可以测定蛋白质的含量,即凯氏定氮法,其公式如式(1-1)所示。

$$\text{蛋白质含量}=\text{蛋白质含氮量}\times6.25 \tag{1-1}$$

注:公式中的 6.25(蛋白质系数)为 16% 的倒数。

(二)氨基酸组成

氨基酸(amino acid)是构成生物体蛋白质并同生命活动有关的最基本的物质,是构成蛋白质分子的基本单位,与生物的生命活动有着密切的关系。它在机体内具有特殊的生理功能,是生物体内不可缺少的营养成分之一。

构成蛋白质的氨基酸有 20 种,它们存在于自然界中,在植物体内被合成,而在人体内则不能全部被合成。按其在体内的代谢途径,氨基酸可分为成酮氨基酸和成糖氨基酸;按其化学性质又可分为中性氨基酸、酸性氨基酸和碱性氨基酸,大多数氨基酸属于中性氨基酸。

从营养学角度,氨基酸可划分为必需氨基酸、半必需氨基酸和非必需氨基酸三类。① 必需氨基酸(essential amino acid,EAA)是指人体不能合成或合成速度不能满足机体需要而必须从食物中直接获得的氨基酸。必需氨基酸包括色氨酸、苏氨酸、甲硫氨酸、缬氨酸、赖氨酸、亮氨酸、异亮氨酸和苯丙氨酸8种。此外,婴儿体内的组氨酸合成量不能满足机体生长需要,所以组氨酸也被认为是婴儿的必需氨基酸(即9种必需氨基酸),但对于成人来讲,该氨基酸在肌肉和血红蛋白中贮存量较大,而人体对其需要量又相对较少,一般认为它不是成人的必需氨基酸。精氨酸和甘氨酸还是禽类的必需氨基酸(即10种必需氨基酸)。②半必需氨基酸(semiessential amino acid)是指人体虽能够合成,但其合成原料是必需氨基酸的一类氨基酸,主要指半胱氨酸和酪氨酸,它们在人体内可分别由甲硫氨酸和苯丙氨酸转变而成,因此,不完全依赖食物供给,但如果膳食中能直接提供半胱氨酸和酪氨酸,则人体对甲硫氨酸和苯丙氨酸的需要量可分别减少30%和50%。因此,半必需氨基酸也可以理解为可以减少人体对某些必需氨基酸需要的氨基酸,在氨基酸模式中和计算食物必需氨基酸组成时,往往将半胱氨酸和甲硫氨酸,酪氨酸和苯丙氨酸合并计算。③非必需氨基酸(nonessential amino acid)是指人体可以自身合成,不依赖食物直接供给的氨基酸。非必需氨基酸也是人体健康需要的氨基酸,只是相对来说,不必完全由食物提供。另外,有一组氨基酸叫作支链氨基酸,即侧链有分支的氨基酸,譬如,缬氨酸、亮氨酸、异亮氨酸等。该类氨基酸具有多方面功能,譬如可加速肌肉合成,提高运动能力;可以通过血流进入大脑,降低大脑的5-羟色胺的产生,防止运动疲劳;可以提高胰岛素、生长激素等相关激素分泌,促进肌肉蛋白合成并抵抗分解等。因此,该类氨基酸有助于提高运动员的竞技状态。

如果人体缺乏任何一种必需氨基酸,就可导致生理功能异常,影响机体代谢的正常进行,最后导致疾病。因为必需氨基酸只能来源于食物,所以必需氨基酸的组成情况决定了食物蛋白质营养价值的高低。同样,如果人体内缺乏某些非必需氨基酸,也会产生机体代谢障碍。例如,精氨酸和瓜氨酸对形成尿素十分重要;胱氨酸摄入不足就会引起胰岛素减少,血糖升高;创伤后胱氨酸和精氨酸的需要量大增,如缺乏,即使热能充足仍不能顺利合成蛋白质。总之,氨基酸在人体内通过代谢可以发挥的作用有:①合成组织蛋白质;②合成激素、抗体、肌酸等含氮物质;③转变为碳水化合物(糖的异生作用)和脂肪;④氧化成二氧化碳、水及尿素,产生能量。由此可见,氨基酸在人体生命活动中至关重要。

二、蛋白质的功能

蛋白质是生物功能的载体,每一种细胞活性都依赖于一种或几种特定的蛋白质。因此,蛋白质的主要生理功能有以下几个方面。

(一)人体组织的构成成分

蛋白质是组成人体内一切组织和细胞的重要成分,占人体总重量的 16％ ～18％。机体所有重要的组成部分都需要蛋白质参与,如人体内的神经、肌肉、内脏、骨骼、指甲、头发等。

(二)蛋白质的重要作用

1.催化作用

蛋白质最重要的功能之一便是以催化剂的形式参与生物体内各种新陈代谢的反应,这就是人们所熟悉的酶。

2.调节作用

激素是机体内分泌细胞和腺体分泌的极少量但作用力极强的一类化学物质。激素种类很多,其中如胰岛素、生长激素、甲状腺素等就是蛋白质,它们对物质代谢和能量代谢发挥着重要作用,使生物体内的各种生命活动能够有条不紊地进行。另外,蛋白质的两性特性对体液的渗透压平衡、酸碱平衡也具有重要的调节功能。

3.转运作用

具有转运功能的蛋白质能够将特定的物质从一个地方运送到另外一个地方,如果缺乏这类蛋白质,很多物质不能够到达目的地,生命活动因此而被破坏甚至终止,如载铁蛋白运送铁、铜蓝蛋白运送铜、白蛋白运送锌和钙、载脂蛋白运送脂肪和胆固醇等。因此,血管就像我们的公路系统,而这些蛋白质就像跑在公路上的各种运输车辆,承担着繁重的运输任务,管理着人体内的营养流和物质流。

4.运动作用

机体的运动包括一切机械运动和各种脏器的蠕动,都是靠肌肉的收缩来完成的,如肢体运动、心脏跳动、肺的呼吸、血管收缩和舒张、胃的蠕动等无一不是靠肌肉中的肌动蛋白和肌球蛋白来完成的。

5.免疫作用

蛋白质是机体重要的免疫物质(譬如构成抗体)。抗体可以抵御外来细菌和病毒等有害因子(即抗原)的入侵,从而阻断有害因子对人体的伤害作用,这就是机体的免疫作用,该作用主要由免疫球蛋白来完成。

6.其他作用

遗传信息的控制、血液的凝固、视觉的形成等也与蛋白质有关。

(三)供给热能

蛋白质在机体内虽不是主要的供能物质,但当机体中糖和脂肪供应不足时,机体就会动用蛋白质进行氧化分解供给能量(供能作用)。

三、蛋白质的分类

蛋白质是分子质量很大的生物大分子。对于某种特定的蛋白质,它的分子质量是一定的,但不同的蛋白质的分子质量有差异,其分子质量的变化范围很大($6000 \sim 10^{6}u$),甚至更大一些。对蛋白质中的氨基酸组成与蛋白质的相对分子质量进行统计,有以下规律:对于不含辅基的蛋白质,其所含的氨基酸数目等于该蛋白质相对分子质量除以110(氨基酸残基的平均分子质量)。由于蛋白质化学结构的复杂性,无法根据蛋白质的化学结构进行分类。在营养学上常按营养价值分为三类。

(一)完全蛋白质

这类蛋白质所含必需氨基酸种类齐全、数量充足、彼此比例适当。它们不但可以维持人体健康,还可以促进生长发育。乳、蛋、鱼、肉中的蛋白质都属于完全蛋白质。

(二)半完全蛋白质

这类蛋白质所含必需氨基酸虽然种类齐全,但其中某种/些氨基酸的数量不能满足人体的需要。它们可以维持生命,但不能促进机体的生长发育。例如,小麦中的麦胶蛋白就属于半完全蛋白质,其含赖氨酸很少。食物中所含与人体所需相比有差距的某一种或某几种氨基酸叫作限制氨基酸。谷类蛋白质中赖氨酸含量多半较少,所以它们的限制氨基酸是赖氨酸。

(三)不完全蛋白质

这类蛋白质不能提供人体所需的全部必需氨基酸,单纯靠它们既不能促进生长发育,也不能维持生命。例如,肉皮中的胶原蛋白就属于不完全蛋白质。

四、蛋白质与健康

蛋白质在生命活动中起着重要作用,它是构成一切细胞和组织结构的重要成分。复杂的生命活动需要千万种具有独特功能的蛋白质互相配合才能完成。人体含有 10 万种以上不同结构的蛋白质,表现出千差万别的功能活动。所以说蛋白质是生命存在的形式,是生命的物质基础,也是在所有生命现象中起着决定性作用的物质。

食物蛋白质的营养价值主要包括含量和质量,尤其指质量。含量高、质量好的食物,蛋白质营养价值高,反之则低。食物蛋白质的营养价值主要取决于其在人体内的消化率、吸收率和利用率。利用率又取决于其必需氨基酸组成。必需氨基酸组成接近人体需要的比例,其利用率就高,营养价值也高;反之则低。

（一）限制性氨基酸

食物蛋白质中的必需氨基酸种类不全或数量不足，会影响机体对其他氨基酸的利用。只有必需氨基酸种类齐备且比例适当时，机体对其利用率才最高。但是，在天然存在的食物蛋白质中，能完全符合人体蛋白质需要的必需氨基酸比例是没有的。因此，当某些或某种必需氨基酸的含量低于标准水平时，不论其他必需氨基酸的含量与比例如何适当，其营养价值也必然大大下降，这种/些含量不足的必需氨基酸就称为限制性氨基酸（limiting amino acid，LAA）。如果蛋白质中有两种以上必需氨基酸含量不足，则依照不足的程度依次称为第一、第二和第三限制性氨基酸。食物中的蛋白质主要来源于动植物。一般动物蛋白比植物蛋白质所含的必需氨基酸的种类齐全、数量充足，更接近于人体蛋白的构成模式，因此动物蛋白的营养价值较植物蛋白高。

（二）蛋白质互补作用

有些食物蛋白质中由于必需氨基酸缺乏或不足，单独食用时，其营养价值较低，若将几种蛋白质适当搭配，同时食用，则可以大大提高其营养价值，这种现象称为蛋白质互补作用（complementary action），即不同食物间相互补充其必需氨基酸不足的作用。其原因就在于每种蛋白质中必需氨基酸的不足或缺乏得到相互补充，根据这一特点应该提倡各种不同植物蛋白质，或动物蛋白质与植物蛋白质的混合食用，提高蛋白质的营养价值。例如，谷类食物蛋白质的赖氨酸含量不足，甲硫氨酸含量较高，而豆类食物的蛋白质恰好相反，甲硫氨酸低而赖氨酸高。因此，谷类和豆类食品是很好的互补食品。为充分发挥食物蛋白质的互补作用，在调配膳食时，应遵循三个原则：①食物的生物种属越远越好。②搭配的种类越多越好。③食用时间越近越好。

在食物加工或营养配餐过程中，利用蛋白质的互补作用，是提高蛋白质利用率、预防蛋白质营养不良最有效的途径之一。

（三）蛋白质摄入不足或过量

蛋白质营养不良可以有两种理解，一种专指蛋白质摄入不足，另一种泛指蛋白质摄入不足或者摄入过量。摄入不足或摄入过量均指蛋白质营养不良。

1.蛋白质摄入不足

蛋白质长期摄入不足，首先出现负氮平衡，导致组织细胞的分解萎缩，功能和结构受到影响。幼儿、青少年对蛋白质不足的反应更敏感，表现为生长发育迟缓、消瘦、体重过轻，甚至智力发育出现障碍。

蛋白质缺乏常与能量缺乏同时发生，称为蛋白质－热能营养不良（protein－energy malnutrition，PEM），此病是一种因缺乏能量和（或）蛋白质而引起的营养缺乏病，这是目前发展中国家较为严重的一种营养缺乏病。该病主要发生在婴幼儿，在经济落后、卫生条件差的地区尤为多见，是危害小儿健康、导致死亡的主要原因。根据临床表现，PEM 可分为两类。

（1）消瘦型（marasmus）主要是蛋白质和热能同时严重不足所致，以消瘦为其主要特征。该型营养不良多见于母乳不足、喂养不当、饥饿、疾病及先天性营养不良的婴幼儿。表现为生长发育缓慢或停止、明显消瘦、体重减轻、皮下脂肪减少或消失、肌肉萎缩、皮肤干燥、毛发细黄无光泽,常见腹泻、脱水、全身抵抗力低下,易发生感染,但无浮肿。

(2)水肿型(kwashiorkor)主要是蛋白质严重缺乏所致,以全身水肿为主要特征。这是因蛋白质严重缺乏而能量供应可以维持最低需要水平的极度营养不良症,多见于断乳期的婴幼儿。临床表现为精神萎靡、反应冷淡、哭声低弱无力、食欲减退、体重不增或减轻、下肢呈凹陷性浮肿、皮肤干燥、色素沉着、毛发稀少无光泽、肝脾肿大等。

以上两种情况可以单独存在,也可并存。

因此,为避免 PEM 的发生,在日常膳食中应注意以下几点:第一,要保证有足够数量和质量的蛋白质食物。研究发现,一个成年人每天通过新陈代谢大约要更新 300g 以上蛋白质,其中 3/4来源于机体代谢中产生的氨基酸,这些氨基酸的再利用大大减少了需补给蛋白质的数量。通常,一个成年人每天摄入 60～80g 蛋白质,基本上已能满足需要。第二,各种食物合理搭配是一种既经济实惠,又能有效提高蛋白质营养价值的有效方法。每天食用的蛋白质最好有 1/3 来自动物蛋白质,2/3 来源于植物蛋白质。第三,每餐食物都要有一定质和量的蛋白质。人体没有为蛋白质设立储存仓库,如果一次食用过量的蛋白质,势必造成浪费。相反如果摄入蛋白质不足时,则会影响身体健康。第四,食用蛋白质要以足够的热量供应为前提。如果热量供应不足,机体将消耗体内蛋白质来提供能源,过多动用蛋白质作为能源既是一种浪费,也不利于身体健康。

2.蛋白质摄入过量

根据我国居民膳食习惯,蛋白质主要来自谷类的植物蛋白,一般占每天摄入总蛋白质的 40％ ～50％,而肉蛋乳及肉类海产品等作为副食,提供 30％ ～45％的动物蛋白质,还有一少部分蛋白质要从豆类、水果、蔬菜、坚果中摄取。目前,我国的这种食物结构正在发生变化,但在变化中若不注意科学饮食,将会导致多种疾病。

人体对蛋白质的摄入并非越多越好。过多蛋白质摄入一般与低植物性和高动物性膳食有关。蛋白质摄入过多对人体危害主要表现在以下几个方面。

(1)加重肾脏负担、正常情况下,人体不储存蛋白质。当蛋白质摄入过多时,蛋白质的代谢产物如尿素、尿酸等增加,肾脏排泄时会增加负担,引起肾脏损害。

(2)加快骨质疏松蛋白质摄入过多,尤其是含硫氨基酸的摄入过多,可导致尿中钙排出增多,加快骨质疏松的发生。

(3)增加心血管疾病危险性人体过多食用动物性食品时,会随蛋白质摄入大量脂类,尤其是饱和脂肪酸和胆固醇进入机体,会增加患高脂血症、冠心病的危险。

(4)增加患癌的危险性过量摄入蛋白质与一些癌症有关,尤其是结肠癌、乳腺癌、直肠癌、肾癌、胰腺癌和前列腺癌等。

第三节　维生素

维生素(vitamin)是维持机体生命活动过程所必需的一类微量的低分子有机化合物。维生素的种类繁多,化学结构各不相同,在生理上既不是构成各种组织的主要原料,也不是体内的能量来源,但它们却在机体物质和能量代谢过程中起着非常重要的作用。

一、维生素的命名和分类

(一)命名

维生素的命名分为 3 个系统。一是按其发现顺序,以英文字母命名,如维生素 A、维生素 B_1、维生素 B_2、维生素 C、维生素 D、维生素 E、维生素 K 等;二是按其化学结构命名,如视黄醇、硫胺素和核黄素等;三是按其生理功能命名,如抗癞皮病因子、抗干眼病因子和抗凝血维生素等。

(二)分类

目前所发现维生素的化学结构不同,生理功能各异,根据维生素的溶解性可将其分为两大类,即脂溶性维生素和水溶性维生素。

1.脂溶性维生素

脂溶性维生素是指不溶于水而溶于脂肪及有机溶剂(如苯、氯仿及乙醚等)中的维生素,包括维生素 A、维生素 D、维生素 E、维生素 K。脂溶性维生素在食物中常与脂类共存,其消化吸收与食物和肠道中的脂类密切相关;易贮存于体内各器官组织,而不易排出体外(除维生素 K 外)。若过多或长期摄入大剂量维生素 A 和维生素 D 等脂溶性维生素,易在体内蓄积而导致毒性作用;若摄入过少,可缓慢地出现缺乏症状。

2.水溶性维生素

水溶性维生素是指可溶于水的维生素,包括 B 族维生素和维生素 C。水溶性维生素在体内储存量较少,当机体内水溶性维生素饱和后,摄入的维生素易于从尿中排出;反之,若组织中的维生素耗竭,则给予的维生素将大量被组织摄取利用,故从尿中排出量减少,所以尿液是水溶性维生素的主要排泄途径,而且水溶性维生素在体内没有非功能性的单纯储存形式,因此可利用尿负荷试验对水溶性维生素的营养水平进行鉴定。虽然大部分水溶性维生素较易自尿中排出,但维生素 B_{12} 例外,它甚至比维生素 K 更易于储存于体内。大多数水溶性维生素以辅酶的形式参与机体的物质代谢;水溶性维生素一般无毒性,但过量摄入时也可能出现毒性,如摄入维生素 B_6、维生素 C 或烟酸达正常人体需要量的 $15\sim100$ 倍时,可出现毒性作用;若摄入过少,可较快地出现缺乏症状。

二、脂溶性维生素

脂溶性维生素可溶于脂肪及脂溶剂,而不溶于水。其膳食来源一般为油脂和脂类丰富的食物,在体内的吸收与脂肪相似,吸收后大部分贮存在体内脂肪中。膳食缺乏此类维生素时,机体短期内不容易出现缺乏。长期过量摄入可造成其大量蓄积而引起中毒。

1.维生素 A

维生素 A 又称视黄醇或抗干眼因子,包括动物性食物来源的维生素 A_1 和维生素 A_2。它是一类具有视黄醇生物活性的物质。维生素 A 耐高温和耐酸碱,但在高温、光照条件下易被氧化。

(1)维生素 A 的生理功能。

①构成视觉动物内的感光物质,维持正常的视觉。

②参与糖蛋白的合成(如果维生素 A 缺乏就会使上皮组织干燥,产生增生和角化等皮肤问题)。

③促进生长发育,能促进蛋白质的生物合成和骨细胞的分化,促进机体的生长和骨骼的发育。

④促进铁的吸收。维生素 A 在肠道里可以和铁结合,使铁保持溶解状态,起促进铁吸收的作用。

⑤抑制肿瘤生长(维生素 A 的摄入与癌症的发生呈负相关,可能与其具有阻止恶性肿瘤形成的抗启动基因的活性有关)。

(2)维生素 A 缺乏的表现。

①夜盲症;②干眼症;③皮肤改变;④生长发育迟缓;⑤免疫和生殖功能下降。

(3)维生素 A 的食物来源。

维生素 A 在动物肝脏、奶油和蛋黄中含量较多。各种红、黄、绿色蔬菜、水果富含维生素 A 原类胡萝卜素,如胡萝卜、甘薯、菠菜、水芹、羽衣甘蓝、绿芥菜、南瓜、莴苣叶、莴苣、西兰花等。

2.维生素 D

维生素 D 又称抗佝偻病维生素,主要包括维生素 D_2、维生素 D_3。维生素 D 为脂溶性维生素,溶于脂肪和有机溶剂,在碱性条件下对热稳定,光和酸能促进维生素 D 异构化。

（1）维生素 D 的生理功能。

调节血钙平衡,促进骨的钙化和骨骼钙的动员。

（2）维生素 D 缺乏的表现。

维生素 D 缺乏的表现与缺钙的表现一致。婴幼儿缺乏维生素 D 会引起佝偻病;孕妇、乳母和老人缺乏维生素 D 会引起骨质软化症和骨质疏松症。

（3）维生素 D 的食物来源。

含脂肪高的海鱼和鱼卵、动物肝脏、鱼肝油、蛋黄、乳类等。植物类食物不含维生素 D。

3.维生素 E

维生素 E 又名生育酚,是指具有 α-生育酚生物活性的一类物质。α-生育酚溶于脂肪和乙醇,对热、酸稳定,对碱不稳定,对氧十分敏感,易自身氧化。

（1）维生素 E 的生理功能。

①具有抗氧化作用;②促进生殖;③提高免疫力;④保护红细胞;⑤减低胆固醇水平。

（2）维生素 E 缺乏的表现。

多见于早产儿,可导致早产儿发生溶血性贫血;成年人缺乏维生素 E 大多是脂肪吸收不良的疾病所致;缺乏维生素 E 可能使患某些癌、动脉粥样硬化、白内障及其他老年退行性病变的概率增加。

（3）维生素 E 的食物来源。

维生素 E 含量丰富的食物有麦胚、大豆、坚果和植物油（橄榄油、椰子油除外）;我国居民日常膳食摄入的维生素 E 中约 70% 来自植物油,其余来自谷物、水果和蔬菜、鱼肉类动物性食物;动物油脂中几乎不含维生素 E。

4.维生素 K

维生素 K 又叫凝血维生素,是维生素的一种,天然的维生素 K 已经发现有两种:一种是在苜蓿中提出的油状物,称为维生素 K_1;另一种是在腐败鱼肉中获得的结晶体,称为维生素 K_2。此外,人体肠道细菌还可以合成维生素 K_2。

(1)维生素 K 的生理功能。

①参与凝血过程。

②参与骨骼代谢。

(2)维生素 K 缺乏的表现。

低凝血酶原血症,临床表现为出血。

(3)维生素 K 的食物来源。

每 100g 绿叶蔬菜可以提供 $50 \sim 800\mu g$ 的维生素 K,这显然是最好的食物来源。少量维生素 K($1 \sim 50\mu g/100g$)也存在于牛奶、奶制品、肉类、蛋类、谷类、水果和其他蔬菜中。

三、水溶性维生素

(一)维生素 B_1

维生素 B_1 又称硫胺素,是一种抗神经炎因子。维生素 B_1 在酸性环境中比较稳定,加热不易分解。在碱性溶液中极不稳定,易被氧化而失去活性。

1.维生素 B_1 的生理功能

(1)辅酶功能。维生素 B_1 的主要活性形式为焦磷酸硫胺素

(TPP),是能量代谢中不可缺少的成分。缺乏维生素 B_1 会导致生理功能不足,可导致末梢神经炎及其他神经病变。

(2)非辅酶功能。维生素 B_1 对维持神经、肌肉特别是心肌的正常功能,以及维持正常食欲、胃肠蠕动和消化分泌方面有重要作用。

2.维生素 B_1 缺乏的表现

(1)成人脚气病:①干性脚气病。以多发性神经炎症状为主,表现为机体倦怠、乏力、感觉失调(手脚麻痹、针刺或烧灼样疼痛)、肌肉酸痛(腓肠肌为主)。消化道症状表现为食欲不振、恶心、呕吐、腹疼、便秘或腹胀。②湿性脚气病。以水肿和心脏症状为主,表现为软弱、疲劳、心悸、气急。

(2)婴儿脚气病。

(3)维生素 B_1 的食物来源。

维生素 B_1 的主要来源为未经精加工的谷类食物。杂粮、硬果及豆类中维生素 B_1 的含量较高,瘦肉、动物内脏中含量也较丰富。

(二)维生素 B_2

维生素 B_2 又名核黄素,呈棕黄色,水溶性较差。维生素 B_2 在中性和酸性溶液中对热稳定,在碱性条件下易分解。

1.维生素 B_2 的生理功能

①参与体内生物氧化与能量代谢。②参与维生素 B_2 和烟酸的代谢。③参与机体的抗氧化防御体系。④与铁吸收,贮存及动员有关。

2.维生素 B_2 缺乏的表现

①眼睛怕光、流泪、视物模糊、结膜充血等。

②口腔生殖系综合征,表现为唇炎、口角炎、舌炎、阴囊皮炎。

③贫血,可影响铁的吸收,导致儿童缺铁性贫血。

3.维生素 B_2 的食物来源

动物性食物中维生素 B_2 含量比植物性食物高,肝脏、肾脏、心脏、蛋黄和乳类中含量特别丰富,谷类、大豆和绿叶蔬菜也含有一定数量的维生素 B_2,是我国居民维生素 B_2 的重要来源。

(三)维生素 B_6

维生素 B_6 有吡哆醇、吡哆醛、吡哆胺三种形式。维生素 B_6 易溶于水及乙醇,在酸性溶液中稳定,在碱性溶液中易被破坏,在中性和碱性环境中对光敏感,高温下可被破坏。

1.维生素 B_6 的生理功能

①影响核酸和 DNA 的合成。

②影响血红蛋白的合成。

③参与体内氨基酸、糖原和脂肪的代谢。

④涉及神经系统的酶促反应。

2.维生素 B_6 缺乏的表现

①皮肤改变,表现为眼、鼻、口皮肤的脂溢性皮炎,可见有口炎、舌炎、唇干裂。

②神经系统症状,表现为周围神经炎。

③高同型半胱氨酸血症。

④巨幼红细胞贫血。

3.维生素 B_6 的食物来源。

维生素 B_6 含量最高的食物为白色肉类(如鸡肉和鱼肉),其他良好的食物来源为动物肝脏、豆类、坚果类等,水果、蔬菜也是较好的来源。

（四）维生素 B_{12}

维生素 B_{12} 又名钴胺素，是唯一含有金属元素的维生素。维生素 B_{12} 可溶于水，在弱酸环境中稳定，在强酸和强碱环境中容易分解，遇热易被破坏，紫外线、氧化剂和还原剂均可使维生素 B_{12} 受到破坏。

1.维生素 B_{12} 的生理功能

①促进蛋白质的合成。

②参与脂肪、碳水化合物及蛋白质的代谢。

2.维生素 B_{12} 缺乏的表现

①巨幼红细胞贫血。

②高同型半胱氨酸血症。

③神经脱髓鞘，表现为：四肢震颤、精神抑郁、记忆力下降。

3.维生素 B_{12} 的食物来源

维生素 B_{12} 的主要来源为畜禽鱼肉类、动物内脏、贝壳类及蛋类。

（五）维生素 PP

维生素 PP 又名烟酸、尼克酸、抗癞皮病因子。维生素 PP 溶于水和乙醇，对酸、碱、光、热均稳定。

1.维生素 PP 的生理功能

①参与碳水化合物、脂肪和蛋白质的合成与分解，与 DNA 复制、修复和细胞分化有关。

②参与脂肪酸、胆固醇以及固醇激素的生物合成。

2.维生素 PP 缺乏的表现

维生素 PP 缺乏会引起糙皮病或癞皮病,典型症状为皮炎、腹泻及痴呆,又称 3D 症状。

①皮炎。

②消化系统症状,表现为食欲减退、消化不良、腹泻。

③神经系统症状,表现为肌肉震颤、烦躁、焦虑、抑郁、健忘、感情冷漠,甚至痴呆。

3.维生素 PP 的食物来源

维生素 PP 广泛存在于动植物性食物中,肝、肾、瘦肉、鱼以及坚果类食物富含维生素 PP 和烟酰胺;乳、蛋中的含量虽然不高,但色氨酸较多,可转化为维生素 PP。

(六)维生素 C

维生素 C 又名抗坏血酸。维生素 C 溶于水,不溶于乙醇和脂肪,极易氧化,在铜离子存在或碱性条件下易被破坏,在酸性条件下较稳定。

1.维生素 C 的生理功能

①促进胶原组织的合成。

②具有抗氧化作用。

③参与机体的造血机能。

④预防恶性肿瘤。

2.维生素 C 缺乏的表现

①非特异性症状,倦怠乏力、食欲减退、体重减轻及面色苍白,也会出现呕吐、腹泻等消化紊乱症状。

②出血症状,表现为牙龈出血、皮肤出现瘀血或瘀斑、关节出血,可形成血肿、便血、月经过多。

③伤口愈合不良、骨质疏松、贫血。

第四节 脂类

脂类(lipids)也称脂质,是由脂肪酸和醇作用生成的酯及其衍生物的统称,具有脂溶性。脂类是人体健康的重要营养素之一,包括油脂和类脂两大类。人体中的脂类占体重的 10% ～ 20%,肥胖者可占 30% 以上。食物中的脂类 95% 是油脂,5% 是其他脂类;人体内储存的脂类中,油脂可高达 99% 。

一、脂类的食物来源

脂类分布十分广泛,各种植物的种子、动物组织和器官中都存在一定数量的脂类。特别是油料作物的种子和动物皮下组织中,含量丰富。动物性食物如猪肉、牛肉、羊肉等含有较多的脂肪,且饱和脂肪酸较多。禽肉一般含脂肪较低,多数在 10% 以下。鱼类脂肪含量基本也在 10% 以下,多数在 5% 左右,且其脂肪含不饱和脂肪酸多。蛋类以蛋黄含脂肪最高,约为 30%,但全蛋仅为 10% 左右,其组成以单不饱和脂肪酸为主。鱼类是 EPA 和 DHA 的良好来源。

在植物性食品中,油料作物与坚果中脂肪的含量较高。常见的油料作物中,大豆含油脂约 20%,花生 40%,芝麻 60%。某些坚果中,如核桃、松子的含油量达 60%。植物油含不饱和脂肪酸较多,是人体必需脂肪酸的良好来源。谷类食物脂肪含量较低,约 1.5%,但油炸食品例外。水果、蔬菜中几乎不含脂类。蛋黄、动物肝脏、大豆与花生中的磷脂含量较高。动物脑、肝脏、肾、蛋、肉中胆固醇含量较高,尤其动物脑含胆固醇最为突出,达

2500mg/100g 左右。

二、油脂及其功能

(一)油脂

油脂(oil),又称甘油三酯、三脂酰甘油或中性脂肪,它是由 1 分子甘油与 3 分子脂肪酸形成的酯,是油和脂肪的统称。把常温下是液体的称作油,把常温下是固体的称作脂肪。通常由饱和脂肪酸和甘油组成的油脂,在常温下呈固态,熔点较高,如牛脂、羊脂、猪脂等动物脂,但鱼油除外;由不饱和脂肪酸和甘油组成的油脂,在常温下呈液态,熔点较低,如花生油、豆油、菜籽油等植物油,但棕榈油、椰子油和可可脂除外。

(二)油脂的生理功能

1.储存和提供能量

当人体摄入能量不能及时被利用或过多时,就转变成脂肪储存起来。脂肪所含的碳和氢比碳水化合物多。因此在氧化时可释放出较多能量。1g 脂肪在体内氧化可释放能量 9kcal (37.674kJ),是营养素中产能最高的一种,相当于碳水化合物和蛋白质的两倍多。

体内脂肪细胞的储存和供应能量有两个特点:①脂肪细胞可以不断地、无限地储存脂肪,人体只要不断地摄入过多的能量就会不断地积累脂肪;②机体不能利用脂肪酸分解的二碳化合物合成葡萄糖,因此,脂肪不能为脑、神经及血细胞提供能量。人饥饿时,就必须消耗肌肉组织蛋白质和糖原以满足机体需要,所以说过度节食减肥有害健康。

2.构成机体组织

健康人的体脂含量,一般成年女性为 20％ ～25％,成年男性为 15％ ～20％。人体中的脂类主要以甘油三酯形式储存在脂肪组织内,主要分布在皮下组织、大网膜、肠系膜和肾脏周围等处,成为蓄积脂肪(store fat)。这类脂肪是体内过剩能量的一种储存方式,当机体需要能量时,可通过机体代谢供应能量。所以,该类脂肪因受膳食和活动强度的影响而变动较大,故又称之为可变脂肪(variable fat),多分布于腹腔、皮下和肌肉纤维之间。

3.提供必需脂肪酸

人体所需的必需脂肪酸是靠食物脂肪提供的。它主要用于磷脂的合成,是所有细胞结构的重要组成部分;保持皮肤微血管正常通透性,以及对精子形成、前列腺素的合成等方面的作用,都是必需脂肪酸的重要功能。

4.维护机体

机体内所含的脂肪称为体脂。体脂大部分储存在皮下,是热的不良导体,对调节体温,保护热敏组织,防止热能散失具有重要作用。体脂分布在各器官周围,可使其免受震动和机械损伤。体脂在皮下适量储存,对维持皮肤的生长发育、保持皮肤弹性、延缓皮肤衰老具有重要作用。

5.促进脂溶性维生素消化吸收

油脂的存在有利于食物中脂溶性维生素的消化吸收。另外,植物油脂,尤其是胚油中常含有较多的脂溶性维生素,是脂溶性维生素的良好来源。

三、类脂及其功能

类脂(lipoid)一般是指磷脂、糖脂和固醇类的总称。营养学上重要的类脂是磷脂和固醇类。

(一)磷脂及其生理功能

磷脂(phospholipids)是指甘油三酯中一个或两个脂肪酸被磷酸或含磷酸的其他基团所取代的脂类物质。磷脂是体内除甘油三酯外含量较多的脂类,尤以脑、神经和肝脏中含量最高。

磷脂包括甘油磷脂和鞘磷脂两类。其中甘油磷脂与营养最为密切,常见的有卵磷脂、脑磷脂和肌醇磷脂等,广泛分布于鸡蛋、肝脏、大豆和花生等中。其主要生理功能如下所述。

1.构成细胞膜的成分

磷脂通常代表细胞类脂的主要部分,尤其是卵磷脂,它是细胞膜脂质的主要组成成分。由于其具有极性和非极性的双重特性,因此可以帮助脂类和脂溶性物质顺利通过细胞膜,磷脂肩负着细胞内外物质交换的重任。磷脂的种类和组成比例对细胞膜的状态、功能及细胞活性有重要影响,决定了机体的代谢能力、免疫能力及自我恢复能力等。经常补充磷脂有助于修复损伤的细胞膜,延缓机体衰老。

2.健脑作用

机体与内外环境的相互作用是由神经系统调节的。构成中枢神经系统神经递质的胆碱类化合物就是乙酰胆碱。乙酰胆碱可由食物中的磷脂通过机体消化吸收后释放出的胆碱,随血液循环系统送至大脑,与代谢产物乙酰基团结合生成乙酰胆碱。当大脑中乙酰胆碱含量增加时,大脑神经细胞之间的信息传递速度加快,记忆力功能得以增强,大脑的活力也明显增高,这对预防老年痴呆也有一定的效果。卵磷脂也是羊水的主要成分之一,其浓度可以直接影响胎儿的脑细胞及组织器官的正常发育。因此,磷脂或胆碱可促进大脑组织和神经系统的健康发育,具有益智健脑的功效。

3.预防脂肪肝

磷脂中的胆碱对脂肪有亲和力,可促进脂肪以磷脂形式由肝脏通过血液输送出去或改善脂肪酸本身在肝中的利用,并防止脂肪在肝脏里的异常积聚。胆碱能增强肝脏对营养的合成,并具有解毒的功能。临床上,有应用胆碱治疗肝硬化、肝炎和其他肝疾病的例子,效果良好。

4.降血脂

磷脂具有良好的乳化特性,能阻止胆固醇在血管内壁的沉积,并可清除部分沉积物,同时改善脂肪以及脂溶性维生素的吸收与利用,因此具有预防心血管疾病的作用。磷脂还能降低血液黏度,促进血液循环,改善血液供氧循环,延长红细胞生存时间并增强造血功能。

5.其他作用

磷脂还可通过改善血液循环促进皮肤细胞的再生;充足的磷脂供应有助于胰脏机能的维护,预防糖尿病的发生;胆汁中丰富的卵磷脂有助于胆固醇的代谢,避免胆固醇发生沉淀形成胆结石。

（二）固醇类及其生理功能

固醇类（sterols）是一类环上带有羟基的环戊烷多氢菲的衍生物，因其环外基团有别而构成了多种不同的固醇类。固醇广泛分布于动植物食品中，分为动物性固醇和植物性固醇。动物性固醇主要是胆固醇（cholesterol）及其酯类。人体内90％的胆固醇存在于细胞中。从化学结构来看，植物固醇与胆固醇很相似，不同的是植物固醇在侧链上还有额外的甲基或乙基基团。植物性固醇主要有 β－谷固醇（β－sitosterol）、豆固醇（stigmasterol）、菜油固醇（campesterol）和菜子固醇（brassicasterol）等。

1.胆固醇及其生理功能

胆固醇（sterols）只存在于动物体内，尤以脑及神经组织中最为丰富，在肾、脾、肝和胆汁中含量也高。因此，胆固醇有两个来源，一是来源于动物性食品（外源性胆固醇）；二是来源于人体自身的合成（内源性胆固醇），除脑组织和成熟红细胞外，人体几乎全身各组织均可合成胆固醇，肝脏的合成能力最强，占总量的 3/4 以上，储存在胆囊内。由于胆固醇与高脂血症、动脉粥样硬化、心脏病等相关，人们往往担心体内过多的胆固醇所带来的危害。事实上，胆固醇在体内有着广泛的生理作用，缺乏胆固醇会对人体产生不良影响。因此，适量胆固醇的摄入对人体健康是有益处的。

（1）转变成固醇类物质：胆固醇的母核是环戊烷多氢菲，在体内不能被降解，但可以转变成许多具有重要生理功能的固醇类物质。①胆汁酸：3/4 的胆固醇可在肝脏转变为胆汁酸，随胆汁进入肠道，参与脂类的消化吸收。这是胆固醇代谢的主要去路。如果胆固醇摄入过少,势必影响胆汁酸的合成,从而造成脂肪消化不良。②类固醇激素:胆固醇在肾上腺皮质球状带可转变为肾上腺皮质激素,调节糖、脂、蛋白质代谢;在肾上腺皮质网状带可转变雄激素及少量的雌激素;在睾丸和卵巢组织可经睾酮再转变成二氢睾酮或雌二醇后发挥生理作用。③维生素 D_3:胆固醇在肠黏膜细胞内可转变为 7-脱氢胆固醇(维生素 D_3 原),在紫外线照射下进一步合成维生素 D_3 促进钙、磷的吸收,有助于人体的骨骼发育。

(2)构成生物膜的成分:胆固醇与磷脂是多种组织和细胞的构成成分,被称为结构脂肪,它们与蛋白质结合成脂蛋白,参与细胞膜的构成,人体内 90% 的胆固醇存在于细胞中。如果没有胆固醇,就无法使细胞完成正常的生理功能。

胆固醇在体内虽有着广泛的生理作用,但当其过量时可能会导致高胆固醇血症,对机体产生不利的影响。研究发现,动脉粥样硬化、静脉血栓形成以及胆石症均与高胆固醇血症有密切的相关性。

2.植物固醇及其生理功能

植物固醇是植物中的一种活性成分,对人体健康很有益处。植物固醇在肠道中通过与胆固醇的竞争作用,减少胆固醇吸收,能有效降低高脂血症患者血液中的总胆固醇和低密度脂蛋白含量,而对血液中高密度脂蛋白和甘油三酯含量并无影响,对高血脂患者有很好的降脂效果。

所有植物性食物中都含有植物固醇,但含量较高的是植物油类、豆类、坚果类等,虽然谷类、水果、蔬菜中植物固醇含量相对较低,但由于日常食用量较大,也为人类提供了大量植物固醇。

四、脂肪酸及其功能

脂肪酸(fatty acid)是指一端含有一个羧基的长的脂肪族碳氢链有机化合物。其链长多数在 26 碳以下，基本上都是偶数碳原子，是中性脂肪、磷脂和糖脂的主要成分。

(一)脂肪酸的分类

按碳链长短分三类：①短链(6 个碳原子以下)脂肪酸(short-chain fatty acid,SCFA)；②中链(含 8～14 个碳原子)脂肪酸(medium-chain fatty acid,MCFA)；③长链(含 16 个以上碳原子)脂肪酸(long-chain fatty acid,ICFA)。食物中的脂肪酸以含 16 和 18 碳为主。

按饱和程度分三类：① 饱和脂肪酸(saturated fatty acid, SFA)，碳链中只含单键的脂肪酸；②单不饱和脂肪酸(monounsaturated fatty acid,MUFA)，碳链中只含 1 个不饱和双键的脂肪酸；③多不饱和脂肪酸(polyunsaturated fatty acid,PUFA)，碳链中含 2 个以上不饱和双键的脂肪酸。食物中饱和脂肪酸主要是软脂酸和硬脂酸；食物中不饱和脂肪酸主要是油酸(oleic acid, $C_{18:1}$,ω-9)、亚油酸(linoleic acid, $C_{18:1}$'ω-6)和亚麻酸(linolenic acid, $C_{18:3}$,ω-3)。不饱和脂肪酸按双键位置不同又分为 ω-3、ω-6、ω-7、ω-9 等系列，即从甲基端数，第一个双键位于第 3 和第 4、第 6 和第 7、第 7 和第 8、第 9 和第 10 碳原子之间的不饱和脂肪酸分别称为 ω-3 系列不饱和脂肪酸、ω-6 系列不饱和脂肪酸、ω-7 系列不饱和脂肪酸和 ω-9 系列不饱和脂肪酸。其中 ω-3 和 ω-6 系列多不饱和脂肪酸对人体具有很重要的生物学意义。国际上还有用 n

来代替 ω 的表示方法。

按空间结构分两类：①顺式脂肪酸（cis-fatty acid），双键上的2个氢原子位于同侧的脂肪酸；②反式脂肪酸（trans-fatty acid），双键上的2个氢原子都位于异侧的脂肪酸。

按人体必需性分两类：①必需脂肪酸（essential fatty acid，EFA）；②非必需脂肪酸（nonesserntial fatty acid，NEFA）。

（二）必需脂肪酸及其生理功能

必需脂肪酸是指维持人体生命活动所必需、人体本身不能合成、必须由食物提供的脂肪酸。目前被确认的人体必需脂肪酸是亚油酸（LA，$C_{18:1}$，ω-6）和 α - 亚麻酸（ALA，$C_{18:3}$，ω-3）。花生四烯酸（AA：$C_{20:4}$，ω-6）、二十碳五烯酸（EPA，$C_{20:5}$，ω-3）、二十二碳六烯酸（DHA，$C_{20:6}$，ω-3）等虽然是人体所必需的，但人体本身可以利用亚油酸和 α-亚麻酸来合成，但它们在体内合成的速度较慢，无法满足机体生理需要，故它们仍需从食物中获得。必需脂肪酸有以下功能。

1.必需脂肪酸是组成磷脂的重要成分

磷脂所含的脂肪酸多是必需脂肪酸，而磷脂是细胞膜的主要结构成分，因此，必需脂肪酸对维持细胞膜的完整性和生理功能有重要作用。

2.必需脂肪酸是合成前列腺素的前体

亚油酸是合成前列腺素的直接前体：前列腺素（prostaglandins）存在于许多器官中，有多种多样的生理功能，如血管扩张和收缩、神经刺激的传导、作用肾脏影响水的排泄，乳中的前列腺素可防止婴儿消化道损伤等。

3.必需脂肪酸与胆固醇的代谢有关

体内大约 70％的胆固醇与脂肪酸酯化成酯，方可被转运和代谢，如亚油酸与胆固醇结合成的高密度脂蛋白（HDL）可将胆固醇运往肝脏而被代谢分解，从而具有降脂作用。具有这种作用的还包括 ω-3 和 ω-6 系列的其他多种不饱和脂肪酸，如 DHA、EPA 等。

五、脂类与健康

食物中的脂肪不仅能产生诱人的香味，让人胃口大开，而且其含有的脂肪酸能在人体内发挥重要作用。食物中的脂肪酸有几十种，它们对人体都有一定作用，简单地用"好"和"坏"来评价它们是不科学的。比如，一些人常认为胆固醇是一种有害健康的物质，但实际上胆固醇是合成胆汁、肾上腺皮质激素、性激素和维生素 D 的重要物质，只有在含量过量时才会对人体造成伤害；而许多人认为二十二碳六烯酸（DHA）和二十碳五烯酸（EPA）有利于降低血脂，但摄入过量同样不利于人体健康。因此，只有合理、均衡地摄入各种脂肪酸，才是健康的保证。

人们摄入脂肪酸的途径主要有：①动物性食物，除鱼类外，动物性食物中的脂肪酸多为饱和脂肪酸；②植物油，植物油中的脂肪酸以不饱和脂肪酸为主；③其他食物，主要是核桃、花生、瓜子等坚果类，含 EPA、DHA 的鱼类；此外，其他食物也含有少量的脂肪酸。脂肪酸的构成比例在动物性食物和其他食物中一般比较固定，而植物油脂的这一比例可因为品种、食用量的不同而有所不同。因此，保持脂肪酸的平衡可以依靠植物油的调整来获得。植物油是不饱和脂肪酸的最主要来源，但每一种植物油的脂肪酸组成与比例都不一样,有的相差甚远。

摄取过多的饱和脂肪酸会增加血液中低密度脂蛋白(LDL)的浓度,并且抑制细胞内胆固醇接受器的功能,使总血胆固醇浓度增加。多不饱和脂肪酸大都能降低 LDL 的浓度,个别多不饱和脂肪酸有的可能使有益的高密度脂蛋白(HDL)浓度略有降低。此外,某些多不饱和脂肪酸被认为有降低凝血的倾向,有助于预防心脏病的发生。单不饱和脂肪酸能明显降低 LDL 浓度而不影响 HDL。橄榄油和茶油是单不饱和脂肪酸的丰富来源,在广泛使用它们的地区发生冠状动脉心脏病的比率较低。

三种类型的脂肪酸中,多不饱和脂肪酸最不稳定,在油炸、油炒或油煎的高温下,最容易被氧化,不利于人体健康。而偏偏多元不饱和脂肪酸又是人体细胞膜的重要原料之一。在细胞膜内也有机会被氧化,被氧化后,细胞膜会丧失正常功能,导致疾病。故即使不吃动物油而只吃植物油,若吃得过量,同样会增加患肠癌、乳癌或其他疾病的几率。尽管 EPA 和 DHA 有诸多有益功能,但并非多多益善。EPA 和 DHA 分别含有 5 个和 6 个双键,是高度不饱和脂肪酸,易受体内活性氧自由基攻击而引发脂质过氧化反应,产生脂质过氧化物,进而破坏细胞膜,对免疫功能造成不利影响。另外,脂质过氧化物还能引起肌肉弹性变差,黑色素增多,出现老人斑等。因此,在补充深海鱼油(EPA 和 DHA)时应适当增加抗氧化物质的摄入量,尤其维生素 C 的摄入量,这将有助于减轻脂质过氧化作用。鉴于补充鱼油有可能引起过脂质过氧化反应,世界卫生组织(WHO)建议人们日常应以鱼类食物作为 EPA 和 DHA 的主要来源。据临床观察,EPA 还具有增强性功能的作用。因此,建议少年儿童慎用,并认为儿童每日摄入

EPA 应在 4mg 以下，才较安全。我国规定用鱼油生产儿童增智保健食品中 DHA：EPA ＞2.5：1。

合理、均衡地摄入脂肪酸主要是指膳食脂肪酸中饱和脂肪酸、单不饱和脂肪酸、多不饱和脂肪酸三者比例要适当，而且多不饱和脂肪酸中的 o-6 系与 o-3 系脂肪酸的比例也要适当。我国营养学会建议成人摄入脂肪能量占总能量 20％ ～ 25％，儿童青少年为 25％ ～ 30％，胆固醇摄入量小于 300mg/d 为宜。膳食脂肪中饱和、单不饱和、多不饱和脂肪酸的比例以 1：1：1 为宜。

消费者可以在一段时期内交替食用不同的植物油，使摄入人体的脂肪酸种类、比例更好地符合人体健康的需要。根据我国人民的膳食习惯，目前市场上出现了将几种植物油按一定比例调和成的食用调和油。其脂肪酸构成能更好地适合人体的需要。但是，植物油是一种高能量物质，摄入过多不利于人体健康。中国营养学会推荐的食用油脂量为每人每天 25g。此外，植物油容易氧化，特别是阳光中的紫外线可加速脂肪的氧化酸败，因此，植物油应避光低温保存，并减少与空气的接触。

脂肪摄入过量将引起肥胖，并导致一些慢性病的发生。膳食脂肪总量增加，还会增大某些癌症的发生率。但摄入脂肪不足会导致必需脂肪酸缺乏，也不利于人体健康。

第五节　水

水是生命之源,一切生命活动都离不开水。水对人体非常重要,是构成身体的主要成分,具有调节人体生理功能的作用,只是由于水与其他营养素相比容易获得,人们往往忽视了它的重要性。

一、水在体内的分布

水是人体中含量最多的成分,体内含水量与年龄和性别有关。成年男子含水量约为体重的60%,女子为50%～55%。年龄越小,含水量越多。胚胎含水量可达体重的98%,新生儿可达80%左右;10～16岁以后,逐渐达到成人水平;40岁以后随肌肉组织含量的减少,水含量也逐渐下降,一般60岁以上男性机体含水量为体重的51.5%,女性为45.5%。

水在体内主要分布于细胞内和细胞外。细胞内水含量为体内总量的2/3,细胞外约为1/3。各组织器官的含量相差很大,以血液中最多,脂肪组织中较少,由于一般女性体内脂肪较多,所以水含量不如男性高。

二、水的功能

水在维持人的生命方面比食物更加重要。人在断食而不断水情况下可存活数周,但如果断水,数日即可危及生命。水对人体的生理功能主要表现在以下几个方面:

1.构成人体的主要成分

水是保持每个细胞外形及构成每一种体液所必需的物质。人体组织中含量最高的成分是水,它广泛存在于人体的各个组织中,特别是新陈代谢旺盛的组织中,如血液、肾脏、肝脏、肌肉、大脑、皮肤等。

2.参与体内物质代谢

水具有很强的溶解性,能使营养物质溶解于水,有利于人体消化,吸收和利用。水具有较大的流动性,体内营养物质的运送,代谢及废物的排泄都是以水作为载体来实现。水是体内各种生化反应的媒介。同时,水本身也直接参与体内的化学反应,体内的代谢活动都需要水的参与。

3.调节体温

水的比热容大,能吸收体内代谢过程中产生的大量能量,并通过蒸发或出汗来调节体温,维持体温的恒定。

4.润滑作用

水的黏度小,可使体内的摩擦部位滑润,减少损伤。体内关节、韧带、肌肉、膜及眼球等处的活动都由水作为润滑剂。同时,水还可以滋润身体细胞,使其保持湿润状态。水可以保持肌肤柔软,使其有弹性。

三、水缺乏与过量

1.水缺乏

水摄入不足或水丢失过多,可引起体内失水,重度缺水可使细胞外液电解质浓度增加,形成高渗;细胞内水分外流,引起脱水。一般情况下,失水占体重 2% 时,可感到口渴,尿少;失水达体重 10％以上时,可出现烦躁,眼球内陷,皮肤失去弹性,全身无力,体温、脉搏增加,血压下降;失水超过体重的 20％时,会引起死亡。

2.水过量

一般较少发生体内水过量,这是因为在神经、内分泌系统和肾脏的调节作用下,正常人即使摄入大量的水,肾脏也能将水排出体外,维持入水和出水的平衡。如果水摄入量超过肾脏排出的能力,导致体内水过多就会引起水中毒,这种情况多见于疾病,如肾脏疾病、肝脏病、充血性心力衰竭等。水中毒时,临床表现为渐进性精神迟钝、恍惚、昏迷、惊厥等,严重者可引起死亡。正常人中极少见水中毒。但一个常见的可能原因是在人体大量出汗之后又马上大量补充水分。因为,人体在大量出汗后,除了排出大量水分外,体内大量盐类也随之排出。此时若一次大量饮水而不补充盐分的话,血液中的盐分就更加稀释,吸水能力随之降低,渗透压降低,水分会渗透到细胞内,使细胞水肿,造成水中毒,出现头晕、口渴的现象,严重的还会突然昏倒,而在极端情况下,还有可能致死。

四、水的需要量

人体每日水需要量有非常大的个体差异,与代谢情况、年龄、体力活动,温度、膳食等因素有关。

我国尚未提出水的需要量标准,美国 RDA 可作为参考。美国 RDA(1989 年)提出:成人每消耗 4.18 kJ(1 kcal)能量,水需要量为 1 ml,考虑到发生水中毒的危险性极小,以及由于体力活动、出汗及溶质负荷等的变化,水需要量常增至 1.5 ml/kcal。婴儿和儿童体表面积较大,身体中水分的百分比和代谢率较高,肾脏对调节因生长所需摄入高蛋白时的溶质负荷的能力有限,易发生严重失水,因此以 1.5 ml/kcal 为宜。孕妇因怀孕时细胞外液间隙增加,加上胎儿的需要和羊水,水分需要量增多,但据测算每日需要额外增加量仅为 30 ml,哺乳期妇女乳汁中 87% 是水,产后 6 个 月 内 平 均 乳 汁 的 分 泌 量 约 750 ml/日,故 需 额 外 增 加 1 000 ml/日。

补充水分时应注意科学饮水。首先,要遵循少量多次的原则。一般每次饮水 300 ml 左右即可,避免口渴时一次性超量饮水,否则会引起体液浓度变化,产生不良后果。其次,要选择温度适宜的饮水。夏季要避免饮用与体温相差过大的水或饮料,虽然低温饮料入口痛快,但过量冷饮会使胃肠骤然受凉,引起胃肠不规则收缩,导致腹痛。胃肠道蠕动加快,引起消化不良、腹泻。另外,剧烈运动或劳动出大汗后不宜立即喝大量水,在饮水中适量加点盐,就可维持体内正常含盐量。为了保证安全,不喝生水,水要加热煮开杀菌后再饮用,也不要饮用放置时间过长的水。

合理选择饮料。饮料种类很多,应注意合理选择。果汁饮料虽含有一定量的维生素、矿物质和膳食纤维,但也含有糖、调味剂、色素及防腐剂等,不能完全替代饮水。一些饮料能量较高,大量饮用不利于健康。鼓励成人饮用白开水、茶水。对于儿童,首选的饮品是白开水,其次是果汁和乳饮料,不提倡喝碳酸饮料和运动饮料,而咖啡、茶、软饮料和酒精饮料等不适合儿童饮用。

第三章 常见食品的营养价值

第一节 食品的营养价值概述

一、食品营养价值的定义

食品营养价值（nutritional value）是指某种食品所含营养素和能量满足人体营养需要的程度。不同食品的营养素构成不同，其营养价值不同。因此，食品营养价值的高低，取决于食品中营养素种类是否齐全，数量是否充足、相互比例是否适宜人体需要以及是否容易消化吸收等因素。即使是同一种食品，由于品种，部位、产地和烹调加工方法的不同，营养价值也存在一定差异。

二、食品营养价值的评价指标

评价食品营养价值的指标，可采用营养质量指数（index of nutrition quality，INQ）这个概念。营养质量指数是指营养素密度（待测食品中某营养素与其参考摄入量的比）与能量密度（该食物所含能量与能量参考摄入量的比）的比值。该指标是一种结合能量和营养素对食物进行综合评价的方法，它能直观、综合地反映食物能量和营养素需求的情况，是评价食品营养价值的一个简明实用的指标。其计算公式为：

$$INQ＝营养素密度/能量密度$$

INQ＝1，为理想的食品。表示食物中的该营养素供给与能量供给达到平衡，即"吃饱了也吃好了"。

INQ＞1，为营养价值高的食品。说明食物中该营养素的供给大于能量的供给。特别适合于体重超重和肥胖者选用。

INQ＜1，为营养价值低的食品。说明此食物中该营养素的供给少于能量的供给。长期食用此种食物，可能发生该营养素的不足或能量过剩。

三、食品营养价值评价的意义

由于食物的营养素组成特点不同，在平衡膳食中所发挥的作用也不同。营养平衡的膳食需要通过各种食物合理的搭配来满足人体对所有营养素的需要。因此，掌握各种食物的营养价值，对合理地搭配食物，达到平衡膳食.合理营养是十分重要的。评定食品营养价值的意义，一是全面了解各种食品的天然组成成分及存在的营养缺陷，以充分利用食物资源；二是了解在加工烹调过程中营养素的变化和损失，采取相应的有效措施，最大限度保存食品中的营养素，提高食品营养价值；三是指导平衡膳食，使人们对食物的选择更为合理，以达到促进健康、增强体质、预防疾病的目的。

第二节　各类食物的营养价值

一、谷类

　　谷类食品主要包括小麦、大米、玉米、小米、高粱、大麦、燕麦、荞麦等,其中以大米和小麦为主。谷类食物是中国传统膳食的主体,是人体能量的主要来源,也是最经济的能源食物。我国居民获取的50％～70％的能量、55％的蛋白质、大部分B族维生素、部分矿物质及膳食纤维来源于谷类食品。调查结果显示谷类食品在我国膳食构成比为49.7％,具有重要地位。

(一)谷类的结构和营养素分布

　　虽然各种谷类种子的形态和大小不尽相同,但其基本结构相似,都由谷皮、胚乳和胚芽3个主要部分组成,分别占谷粒重量的13％～15％、83％～87％、2％～3％。

　　谷皮为谷粒的外壳,主要由纤维素、半纤维素等组成,并含有丰富的矿物质及脂肪。在胚乳的外层、谷皮的内层有一糊粉层,含有丰富的B族维生素及矿物质,但在碾磨加工时,易与谷皮同时被分离下来而混入糠麸中。胚乳是谷类的主要部分,含大量的淀粉和一定量的蛋白质。在胚乳周围蛋白质含量较高,越向胚乳中心蛋白质含量越低。胚芽位于谷粒的一端,富含脂肪、蛋白质、矿物质、B族维生素和维生素E等。胚芽质地柔软而有韧性,不易破碎,但在加工时容易与胚乳分离。

（二）谷类的营养成分

1.蛋白质

1.蛋白质谷类蛋白质的含量，因品种、气候、地区及加工方法的不同而异，其蛋白质含量为7％～10％。不同谷类的蛋白质组成也有所不同，但主要由谷蛋白、醇溶蛋白、白蛋白、球蛋白组成，其中以前两者为主。谷类蛋白质的必需氨基酸组成不平衡，赖氨酸含量少，通常为谷类蛋白质中的第一限制氨基酸，苏氨酸、色氨酸、苯丙氨酸、蛋氨酸含量偏低，因此，谷类蛋白质的营养价值较低，不属于优质蛋白质。可采用氨基酸强化和蛋白质互补的方法，来提高谷类蛋白质的营养价值，如大米用0.2％～0.3％赖氨酸强化后可明显提高其蛋白质的生物学价值。

2.碳水化合物

谷类碳水化合物主要为淀粉，多集中于胚乳的细胞内，含量在70％以上。另外还含有少量的糊精、蔗糖、棉子糖、葡萄糖及果糖等。淀粉是人类最理想、最经济的能量来源。

根据结构不同，淀粉可以分为直链淀粉和支链淀粉两种，在天然淀粉中，一般直链淀粉为20％～25％。直链淀粉呈线性结构，分子量小，易卷曲为螺旋形，易溶于水，较黏稠，易消化。而支链淀粉则相反，分子结构呈树枝分叉状，分子量大，不溶于水，在热水中体积膨胀而成糊状。支链淀粉加热糊化后，分子结构变得较为松散，因此具有较高的黏度。糯性粮食如糯米、糯玉米等谷类中的淀粉几乎全为支链淀粉。

3.脂肪

谷类脂肪含量低，大米、小麦为1％～2％，玉米和小米可达

4%。主要集中在糊粉层和胚芽,在谷类加工时,易转入副产品中。其中不饱和脂肪酸占80%以上,主要为油酸、亚油酸,并含有少量的磷脂、糖脂、蜡脂等。由于谷类食品中亚油酸含量较高,所以具有降低胆固醇并防止动脉粥样硬化的作用。从玉米胚芽中提取的玉米油富含多种不饱和脂肪酸,是营养价值较高的食用油。

4.矿物质

谷类含矿物质为1.5%～3%,主要在谷皮和糊粉层中,其中主要是钙、磷,但由于多以植酸盐形式存在,因此消化吸收率较低。谷类含铁较少,为1.5～3mg/100g。

5.维生素

谷类是膳食B族维生素,特别是维生素B_1和烟酸的重要来源,主要分布在糊粉层和胚部。谷类加工的精度越高,维生素损失就越多。谷类不含维生素C、D和A,只有玉米和小米含有少量胡萝卜素。玉米的烟酸为结合型,不易被人体利用,但经过适当加工后,使其变成游离型烟酸后才能被吸收利用。

二、豆类及其制品的营养价值

豆类及其制品营养丰富,且具有多种保健功效。豆类包括大豆(黄豆、青豆、黑豆)及其他如绿豆、芸豆、蚕豆、扁豆、瓜尔豆、菜豆等。豆制品则是以豆类为原料制作的食物,包括豆浆、豆芽、豆腐、豆腐干、腐竹等。

（一）大豆的营养价值

1.蛋白质

大豆含有 35%～40% 的蛋白质，是植物性食物中含蛋白质最多的食品。其蛋白质的氨基酸组成接近人体需要，故大豆蛋白为优质蛋白，具有较高的营养价值，而且富含谷类蛋白质较为缺乏的赖氨酸，是与谷类蛋白质互补的理想天然食品，但大豆蛋白质中蛋氨酸含量较低。

2.脂肪

大豆中脂肪含量很高，为 15%～20%，因此可以作为油料作物。大豆脂肪中不饱和脂肪酸占 85%，且亚油酸含量高达 50% 以上。此外，大豆油中还含有 1.64% 的磷脂和具有较强抗氧化能力的维生素 E。

3.碳水化合物

大豆中含 25%～30% 的碳水化合物，其中只有 50% 是可供利用的可溶性糖，如阿拉伯糖、半乳聚糖和蔗糖，淀粉含量很少；而另一半则是人体不能消化吸收的棉籽糖和水苏糖，存在于大豆细胞壁，在肠道细菌作用下发酵产生二氧化碳和氨，可引起腹胀。

4.维生素和矿物质

大豆中含有丰富的钙、维生素 B_1 和维生素 B_2。黄豆和绿豆发制成豆芽，除含原有营养成分外还可产生丰富的维生素 C。

5.豆类中的天然活性成分

（1）大豆皂苷（soy saposin，ss）：大豆皂苷是一类生物活性物质，具有抑制血小板聚集的抗凝血作用，抑制血清中脂类的氧化和胆固醇的吸收，抗氧化、降血脂、提高免疫等功能。

(2)大豆异黄酮(soybean isoflavcmes,ISO):大豆异黄酮是一类多酚类化合物,其主要成分有染料木素(genistein)、大豆黄素(daidzein)和黄豆黄素(glydtein)等。具有降低胆固醇、抑制动脉粥样硬化的形成,提高免疫,抑制肿瘤以及雌激素样作用。

(3)大豆低聚糖(soybean oligosaccharide):大豆低聚糖是从大豆中提取出的可溶性低聚糖的总称,主要成分为水苏糖、棉子糖。成熟后的大豆约含有10%低聚糖。由于难消化,长期以来被称作胀气因子。但研究表明,大豆低聚糖能够促进肠道中双歧杆菌和乳酸杆菌的增殖,抑制腐败菌的生长,同时还有通便、降血脂、保护肝脏等功能。

(二)大豆中的抗营养因子

大豆中含有一些抗营养因子,可影响人体对某些营养素的消化吸收。

1.蛋白酶抑制剂(protein inhibitor,PI)

蛋白酶抑制剂是存在于大豆、棉籽、花生、油菜籽等植物中,能抑制胰蛋白酶、糜蛋白酶、胃蛋白酶等13种蛋白酶物质的总称。其中以抗胰蛋白酶因子(或称胰蛋白酶抑制剂)存在最普遍,对人体胰蛋白酶的活性有部分抑制作用,妨碍蛋白质的消化吸收,对动物有抑制生长的作用。采用常压蒸汽加热30min或1kg压力加热10～25min即可破坏生大豆中的抗胰蛋白酶因子。

2.豆腥味

生食大豆时有豆腥味和苦涩味,这是因为大豆中含有很多酶,其中脂肪氧化酶是产生豆腥味及其他异味的主要酶类。脂肪氧化酶分解不饱和脂肪酸形成醛、醇等小分子挥发性物质。通过采用 95X：以上加热 10～15min 或用乙醇处理后减压蒸发的方法，以及采用纯化大豆脂肪氧化酶等方法均可脱去部分豆腥味。

3.胀气因子(flatus-producing factor)

由于人体缺乏分解水苏糖和棉籽糖的消化酶，豆类中的水苏糖和棉籽糖不能被人体消化吸收，在肠道微生物作用下可产气，故将两者称为胀气因子。大豆通过加工制成豆制品时胀气因子可被除去。

4.植酸(phytic acid)

植酸又称肌醇六磷酸，是一种很强的金属螯合剂。大豆中的植酸可与锌、钙、镁、铁等螯合而影响它们的吸收利用。在pH4.5～5.5 时可得到含植酸很少的大豆蛋白，因为在此 pH 条件下 35％～75％的植酸可溶解，但对蛋白质影响较小。

5.植物红细胞凝集素

植物红细胞凝集素是能凝集人和动物红细胞的一种蛋白质，能引起人头痛、头晕、恶心、呕吐、腹痛、腹泻等症状，可影响动物的生长，加热即可破坏。

三、蔬菜、水果类

新鲜蔬菜、水果是人类平衡膳食的重要组成部分，也是我国传统膳食的重要组成部分。蔬菜、水果是维生素、矿物质、膳食纤维和植物化学物质的重要来源，对于保持身体健康，维护肠道正常功能，提高免疫力，降低患肥胖、糖尿病、高血压等慢性疾病风险具有重要作用。此外，蔬菜和水果中还含有各种有机酸、芳香物质和色素等成分，能够刺激胃肠蠕动和消化液的分泌，对增进食欲、帮助消化具有重要意义。

（一）蔬菜

蔬菜根据其结构和可食部位的不同可以分为叶菜类、根茎类、瓜茄类、鲜豆类、花菜类等。叶菜类如菠菜、小白菜、韭菜、油菜、大白菜等；根茎类蔬菜如萝卜、土豆、山药、藕、葱、蒜、竹笋等；瓜茄类包括冬瓜、南瓜、番茄、辣椒、丝瓜、茄子、西葫芦等；花菜类有菜花、菜苔等；扁豆、毛豆、四季豆、豌豆等属于鲜豆类蔬菜。

1.蛋白质

蔬菜中蛋白质含量很低，不是人类蛋白质的主要来源。鲜豆类蔬菜中蛋白质含量相对较高，其次是叶菜类、根茎类和花菜类蔬菜。

2.碳水化合物

蔬菜中的碳水化合物包括糖、淀粉、膳食纤维等物质。其所含种类及数量，因食物的种类和品种不同而有很大差别。含碳水化合物较多的蔬菜有胡萝卜、南瓜、番茄等。根茎类蔬菜含有较多的淀粉，如土豆、山药、藕等，淀粉含量可达 $10\%\sim25\%$。其他蔬菜中淀粉的含量仅为 $2\%\sim3\%$。蔬菜是人类膳食纤维的重要来源，叶菜类和根茎类蔬菜中含有较多的纤维素和半纤维素，而南瓜、胡萝卜、番茄等含有一定量的果胶。

3.维生素

新鲜蔬菜是维生素 C、胡萝卜素、维生素 B_2 和叶酸的重要来源。绿色、黄色或红色蔬菜含胡萝卜素较多，如胡萝卜、南瓜、苋菜、菠菜、辣椒等。维生素 B_1 主要存在于豆类和酵母等食品中。绿色蔬菜和鲜豆类蔬菜中维生素 B_2 含量较高，每 500g 中约含 0.5mg，如油菜、芹菜、菠菜、蒜薹等。新鲜的绿叶蔬菜中含有丰富的维生素 C,其次是根茎类蔬菜(如萝卜),瓜类蔬菜(如冬瓜、西葫芦、南瓜)中含量较少。此外,蔬菜中还含有丰富的维生素 K、泛酸、叶酸等人体所需的维生素。

4.矿物质

蔬菜中含有丰富的矿物质,如钙、磷、铁、钾、钠、镁、铜等,钾最多,是矿物质的重要来源之一,对维持机体酸碱平衡起重要作用。绿叶蔬菜一般含钙在 100mg/100g 以上,含铁 1～2mg/100g。但由于蔬菜中存在大量的草酸,会影响钙、铁等矿物质的吸收。因此在烹调时先去除部分草酸,可有利于矿物质的吸收。

5.有机酸

蔬菜含有各种有机酸,如番茄中含有苹果酸、柠檬酸及微量酒石酸,卷心菜中以柠檬酸为主,同时还含有咖啡酸和绿原酸;菠菜中含有苹果酸、柠檬酸;青菜中含有乙酸和少量丁酸。蔬菜中的有机酸通常与矿物质结合成盐,与糖形成酸、甜混合的特殊风味,因此蔬菜的风味主要取决于糖和有机酸的比例。如黄瓜的清香味是由于含有少量的游离有机酸,即绿原酸和咖啡酸。虽然蔬菜中所含的有机酸较少,但由于食物中蔬菜摄入量较大,因此是人体内有机酸的重要来源。

部分蔬菜中的有机酸(如草酸、苯甲酸、水杨酸等)并不对人体都有益,菠菜、茭白、竹笋等蔬菜中含有较多的草酸而产生涩味,更重要的是与钙、铁等形成草酸盐沉淀影响这些营养素的吸收。

6.色素物质

蔬菜的颜色取决于其所含的色素物质,色素物质是蔬菜中呈色物质的总称。通常按照溶解性分成两大类:脂溶性色素,如叶绿素、类胡萝卜素;另一类是水溶性维生素,如花青素、花黄素等。如绿色蔬菜是由于叶绿素的存在。

7.酶类

蔬菜中还含有一些酶类、杀菌物质和具有特殊功能的生理活性成分,如萝卜中含有淀粉酶,因而生吃萝卜有助于消化;大蒜中含有植物杀菌素和含硫化合物,具有杀菌消炎、降低血清胆固醇的作用,因此生吃大蒜可以预防肠道传染病,并有刺激食欲的作用;西红柿、洋葱等蔬菜含有生物类黄酮,是天然抗氧化剂。

蔬菜中含有一些影响营养素消化吸收的物质,此类物质统称为抗营养因子。蔬菜中常见的抗营养因子主要有以下几类。

(1)毒蛋白:毒蛋白是一类糖蛋白,其中含量较高的是植物红细胞凝集素,主要影响肠道维生素、矿物质和其他营养素的吸收。土豆中还存在一种蛋白酶抑制剂,能抑制胰蛋白酶的活性,影响蛋白的消化吸收;菜豆和芋头中含有淀粉酶抑制剂,因此不能生食豆类和薯芋类食物。

(2)毒苷类物质:在其他豆类、木薯的块根中含有氰苷,在酸或酶的作用下,氰苷类可水解产生氢氰酸,氢氰酸对人和动物体内的细胞色素氧化酶有很强的抑制作用和毒性。

(3)皂苷(saponin):又称皂素,有溶血作用并能与水生成溶胶溶液,搅动时会像肥皂一样产生泡沫,主要有大豆皂苷和茄碱两种。前者没有明显的毒性,后者有剧毒。茄碱又称龙葵素或龙葵碱,主要存在于茄子、马铃薯等茄属植物的果实表皮中。发芽的马铃薯及被阳光照射后变绿的马铃薯表皮,茄碱含量会大幅度提高,人食用一定量后会引起中毒。大量食用后会引起喉咙、口腔瘙痒和灼热,加热不能破坏茄碱。

（4）生物碱（alkaloid）：新鲜黄花菜中含有无毒的秋水仙碱，但经肠道吸收后在体内氧化生成二秋水仙碱，二秋水仙碱有很强的毒性。由于秋水仙碱溶于水，并对热不稳定，因此通过烹调加热可减少其含量，减少对机体的毒性。

（5）亚硝酸盐（nitrite）：蔬菜中的硝酸盐含量比较高，蔬菜腐烂时极易形成亚硝酸盐，新鲜蔬菜如果存放在潮湿和温度高的环境中也容易产生亚硝酸盐。亚硝酸盐食用过多会引起食物中毒，产生肠原性青紫症，长期摄入也会对人体产生慢性毒性作用。亚硝酸盐在人体内与胺结合生成强致癌物质——亚硝胺。

（6）硫苷类化合物：甘蓝、萝卜、芥菜等十字花科蔬菜以及洋葱、大蒜等蔬菜中都含有辛辣物质，主要成分是硫苷类物质，大量摄入硫苷类化合物可阻碍碘的吸收并抑制甲状腺素的合成，导致甲状腺肿大，又称为致甲状腺肿原。

（7）草酸（oxalic acid）：几乎存在于一切植物中，有些植物中含量比较高，如菠菜中草酸含量为 0.3％～1.2％，草酸对食物中的各种矿物质尤其是钙、铁、铸等的消化吸收有明显的抑制作用。

（二）水果

水果种类繁多，风味各异。新鲜水果中水分含量较高，一般为 85％～90％。水果中的蛋白质含量多在 0.5％～1.0％，脂肪含量多在 0.3％以下，所以水果不是膳食中蛋白质和脂肪的重要来源。

1.碳水化合物

水果中碳水化合物种类较多，主要有单糖和双糖、淀粉、纤维素和果胶等。水果中的单糖主要是葡萄糖和果糖，双糖有蔗糖，是水果甜味的主要来源。不同品种的水果中糖的种类也不同,同一品种的水果也会因产地、气候等有差异。如苹果和梨中以果糖为主,葡萄糖和蔗糖次之;桃、李以蔗糖为主,葡萄糖和果糖次之;葡萄和草莓主要含葡萄糖和果糖,蔗糖次之;柑橘以蔗糖为主。

板栗、香蕉、苹果、西洋梨中含淀粉较多,淀粉在淀粉酶或酸的作用下,会逐渐分解成葡萄糖,所以这些水果经过储藏后口味会变甜。

水果中膳食纤维主要是纤维素、半纤维素和果胶。纤维素在果皮中含量最多,含纤维素、半纤维素多的水果质粗多渣,品质差。果胶存在于水果汁液中,山楂、柑橘、苹果中含果胶较多,宜制成果酱。

2.维生素

水果中含有丰富的维生素,特别是维生素 C 和胡萝卜素。各种维生素的含量因品种、气候、栽培条件、成熟度及储存条件等的不同而异。鲜枣中维生素 C 含量特别高,其他水果如山楂、猕猴桃、草莓、柑橘等水果中含量也很高。黄色水果中类胡萝卜素含量较高,如芒果、枇杷、杏。

3.矿物质

水果中含有各种矿物质,有的水果含有丰富的铁和镁,如大枣、山楂、草莓等。它们大多以硫酸盐、磷酸盐、碳酸盐、有机酸盐与有机物相结合的状态存在。水果中的矿物质含量因其栽培土壤的不同而差异较大。

4.有机酸

水果中含有各种有机酸而呈现一定的酸味,有机酸以柠檬酸、酒石酸、苹果酸含量较多,此外还含有少量的苯甲酸、水杨酸、琥珀酸和草酸。柠檬酸在柑橘中含量较高,苹果、梨、桃、杏、樱桃等含苹果酸较多,葡萄中酒石酸较多。未成熟的水果中琥珀酸和延胡索酸较多。有机酸能刺激消化腺的分泌,增进食欲,有利于食物的消化。同时有机酸可使食物保持一定酸度,有助于保护维生素 C 的稳定。在同一水果中通常是多种有机酸同时存在,形成水果特定的风味。

此外,水果中还含有酚类物质,如类黄酮、花青素类、单宁类等;色素类物质,如叶绿素、类胡萝卜素、多酚类色素;还有芳香和苦味物质,如酯、醇类,苦杏仁苷等。这些物质与水果的颜色风味有关,或对人体健康有益。

四、畜、禽、鱼类

(一)畜肉类的营养价值

畜肉类是指猪、牛、羊等牲畜的肌肉、内脏及其制品,能提供丰富的蛋白质、脂肪、矿物质和维生素。在我国居民生活中消费量最大的是猪肉,其次是牛、羊肉。

1.蛋白质

畜肉类蛋白质含量为 10%～20%,大部分存在于肌肉组织中。根据其在肌肉组织中存在部位的不同,又分为肌浆蛋白质(20%～30%)、肌原纤维蛋白质(40%～60%)和间质蛋白(10%～20%)。

畜肉蛋白中必需氨基酸充足,在种类和比例上接近人体需要,利于消化吸收,是优质蛋白质。但存在于结缔组织的间质蛋白中必需氨基酸组成不平衡,主要是胶原蛋白和弹性蛋白,其中色氨酸、酪氨酸、蛋氨酸含量少，蛋白质利用率较低。畜肉中含有能溶于水的含氮浸出物，使肉汤具有鲜味，成年动物含量比幼年动物高。

2.脂肪

畜肉脂肪含量随动物的品种、年龄、肥胖程度、部位等不同有很大差异，在畜肉中猪肉脂肪含量相对最高（达 90%），其次是羊肉、牛肉和鱼肉。畜肉类脂肪以饱和脂肪酸为主，熔点较高，主要成分为三酰甘油，少量卵磷脂、胆固醇和游离脂肪酸。羊的脂肪含有辛酸、壬酸等饱和脂肪酸，一般认为羊肉的特殊膻味与这些低级饱和脂肪酸有关。胆固醇多存在于动物内脏中，如在猪肥肉中为 109mg/100g，在猪瘦肉中为 81mg/100g，猪内脏约为 200mg/100g，猪脑中最高，约为 2571mg/100g。

3.碳水化合物

畜肉中的碳水化合物含量较少，主要以糖原形式存在于肝脏和肌肉中。屠宰后的动物肉尸在保存的过程中，糖原含量也会由于酶的分解作用而逐渐下降。

4.矿物质

畜肉中矿物质的含量较高，为 0.8%～1.2%，其中钙含量低，猪肉平均为 7.9mg/100g，铁、磷含量较高。其中铁以血红素铁的形式存在，消化吸收时不受食物其他因素影响，生物利用率高，是膳食铁的良好来源。

5.维生素

畜肉中 B 族维生素含量丰富，但维生素 C 含量甚微。内脏如肝脏中富含维生素 A、维生素 B_2 等。

（二）禽肉的营养价值

禽肉包括鸡、鸭、鹅、鹌鹑、鸽、火鸡等禽类的肌肉、血、内脏等。禽肉的营养价值与畜肉相似，蛋白质的含量约为20％，氨基酸组成接近人体需要，属于优质蛋白。与畜肉相比，禽肉的肉质细嫩，含氮浸出物较多，因此禽肉味道更加鲜美。禽肉中脂肪含量少，熔点低（20～40℃），亚油酸含量约20％，易于消化吸收。

（三）鱼类的营养价值

地球上鱼类资源非常丰富，按鱼类生活的环境可将其分为海水鱼和淡水鱼。鱼类富含蛋白质、脂肪以及维生素和矿物质，尤其是富含多不饱和脂肪酸，这是其他食物所不能比拟的。

1.蛋白质

鱼类肌肉中蛋白质含量为15％～20％。肌纤维短，间质蛋白少，肉质细嫩，与畜禽类相比更容易消化吸收，但在氨基酸组成中色氨酸含量偏低。除蛋白质外，鱼还含有较多的含氮浸出物，主要是胶原蛋白和黏蛋白，可使鱼汤冷却后形成凝胶。鱼类中的非蛋白氮占总氮的9％～38％，主要有游离氨基酸、氧化胺类、胍类、季胺类、嘌呤类及脲组成。

2.脂类

鱼类脂肪含量不高，为1％～3％。鱼类脂肪分布不均匀，主要存在于皮下和脏器周围，肌肉组织中含量甚少。不同种类的鱼脂肪含量也有较大差异，如鳕鱼含脂肪为0.5％，而银鳕鱼脂肪含量高达10.4％。

鱼类脂肪多由不饱和脂肪酸组成，一般占80％以上，熔点较低,通常呈液态,消化率为 95% 左右。鱼类最显著的营养学特点就是富含多不饱和脂肪酸,尤其是 ω-3 系列的二十碳五烯酸(EPA)和二十二碳六烯酸(DHA)。研究证实 DHA 和 EPA 具有促进大脑发育、降血脂、防止动脉粥样硬化等作用。

鱼类含有一定量胆固醇,含量一般为 100mg/100g。但鱼籽中含量高,如鲴鱼籽胆固醇含量为 1070mg/100g,虾子胆固醇含量约为 896mg/100g。鱼脑和鱼籽还含有丰富的脑磷脂和卵磷脂。

3.碳水化合物

碳水化合物(主要是糖原)的含量较低,鱼类肌肉或肝脏中的糖原含量与其致死方式有关,捕获即杀者糖原含量最高;挣扎疲劳后死去的鱼类,体内糖原消耗严重,含量降低。此外,鱼体内还含有黏多糖。黏多糖根据有无硫酸基可分为硫酸化多糖和非硫酸化多糖,前者如硫酸软骨素、硫酸乙酰肝素、硫酸角质素;后者如透明质酸、软骨素等。

4.矿物质

鱼类矿物质含量为 1%～2%,稍高于禽畜肉类,磷、钙、钠、钾、镁、氯丰富,是钙的良好来源。海水鱼类富含碘,有的海水鱼碘含量可达 50～100pg/100g,而淡水鱼中碘含量仅为 5～40 吨/100g。

5.维生素

海鱼的鱼油和鱼肝油是维生素 A 和维生素 D 的重要来源,鱼类中维生素 E、维生素 B_1、维生素 B_2、烟酸等的含量也较高,而维生素 C 含量则很低。生鱼体内含有硫胺素酶,因此大量食用生鱼可能造成维生素的缺乏,加热即可破坏此酶。

五、蛋类、奶及奶制品

(一)蛋类

蛋类主要有鸡蛋、鸭蛋、鹅蛋、鹌鹑蛋、鸽蛋、鸵鸟蛋、火鸡蛋等。各种蛋的结构和营养价值基本相似,其中食用最多的是鸡蛋。蛋类是我国居民饮食中优质蛋白质的良好来源。蛋制品主要有咸蛋、松花蛋、冰蛋、蛋粉等。

1.蛋的结构

各种蛋类的结构基本相似,主要由蛋壳、蛋清和蛋黄三部分组成。蛋壳位于蛋的最外层,以鸡蛋为例,蛋壳重量占整个鸡蛋的 11%~13%;蛋黄和蛋清的比例因鸡蛋大小而略有差别,鸡蛋大则蛋黄比例较小,蛋清和蛋黄分别占总可食部的 2/3 和 1/3。

蛋壳主要成分是碳酸钙,约占 96%,其余为碳酸镁和蛋白质。蛋壳的颜色由白到棕色因鸡的品种而异,与蛋的营养价值无关。

蛋清位于蛋壳与蛋黄之间,蛋清包括两部分,外层为中等黏度的稀蛋清,内层包围在蛋黄周围的为角质冻样的稠蛋清。蛋黄表面包有蛋黄膜,有两条韧带将蛋黄固定在蛋的中央。

2.蛋类的营养价值

(1)蛋白质:蛋类蛋白质含量一般在 13%~15%。全蛋蛋白质的含量为 12.8% 左右,蛋清中略低,蛋黄中较高。蛋类中的蛋白质,不仅含有人体所需要的必需氨基酸,而且氨基酸模式与人体组织蛋白质的氨基酸模式接近,生物价值可高达 94。全蛋蛋白质几乎能被人体完全吸收利用,是食物中最理想的优质蛋白质。在进行各种食物蛋白质的营养质量评价时,常以鸡蛋蛋白作为参考蛋白。

蛋清中所含的蛋白质超过 40 种,其中主要蛋白质包括卵清蛋白、卵伴清蛋白、卵黏蛋白、卵类黏蛋白等糖蛋白,其含量占蛋清总蛋白的 80% 左右。

蛋黄中的蛋白质主要是与脂类相结合的脂蛋白和磷蛋白,其中低密度脂蛋白占 65%,卵黄球蛋白占 10%,卵黄高磷蛋白占 4%,而高密度脂蛋白占 16%。

生蛋清中含有抗生物素酶和抗胰蛋白酶等酶类,前者妨碍生物素的吸收,后者抑制胰蛋白酶的活性,但当蛋煮熟时即被破坏。

(2)脂类:蛋清中脂肪含量极少,98% 的脂肪集中在蛋黄中。蛋黄中的脂肪几乎全部与蛋白质结合,以乳化形式存在,因而消化吸收率较高。

鸡蛋黄中脂肪含量约 28%~33%,其中中性脂肪含量占 62%~65%,磷脂占 30%~33%,胆固醇占 4%~5%。蛋黄脂肪中,不饱和脂肪酸含量较高,其中油酸最为丰富,约占 50%,亚油酸约占 10%。

蛋黄中含有丰富的磷脂,所含的磷脂主要为卵磷脂和脑磷脂。卵磷脂能够阻止胆固醇和脂肪在血管壁的沉积。脑磷脂可以促进儿童大脑和神经的发育。蛋类中胆固醇含量极高,主要集中在蛋黄。

(3)碳水化合物:蛋类中碳水化合物含量极低,为 0.2%~1%。分为两种状态存在,一部分与蛋白质相结合而存在,含量为 0.5% 左右;另一部分以游离状态存在,含量约 0.4%。后者中 98% 为葡萄糖,其余为果糖、甘露糖、阿拉伯糖、木糖和核糖等。

(4)矿物质:蛋中的矿物质种类很多,但主要集中在蛋黄,蛋清中含量较低。蛋清中含矿物质 1.0％～1.5％,其中磷最为丰富,其次是钙。蛋黄中含有丰富的铁、硫、镁、钾、钠等。蛋中含铁量较高,但以非血红素铁形式存在,且由于卵黄高磷蛋白对铁的吸收具有干扰作用,故蛋黄中铁的生物利用率较低,仅为 3％左右。

(5)维生素:蛋中维生素含量十分丰富,且种类较全,包括所有的 B 族维生素、维生素 A、维生素 D、维生素 E、维生素 K 和微量的维生素 C 等。其中,绝大部分的维生素 A、维生素 D、维生素 E 和大部分维生素 B_1 都存在于蛋黄当中。蛋中维生素的含量也会受到品种、季节和饲料中含量的影响。

(二)奶及奶制品

奶及奶制品是营养丰富、容易消化吸收的一类食物。奶类能满足初生幼仔生长发育的全部营养需要,同时也是年老体弱者和病人的理想食物。奶类及奶制品的种类很多,前者如人奶、牛奶、羊奶、马奶等,后者如奶粉、酸奶、奶酪等。

奶及奶制品主要提供优质蛋白质、维生素 A、维生素 B_2 和钙。

1.奶类的营养价值

奶是由蛋白质、乳糖、脂肪、矿物质、维生素、水等组成的复合乳胶体。奶呈乳白色,稍有甜味,具有特有的香味与滋味。牛奶中的各种营养素的含量受奶牛品种、饲料、季节等因素的影响而有所差异。奶类的水分含量为 86％～90％,因此它的营养素含量与其他食物比较相对较低。

(1)蛋白质:牛奶中蛋白质的含量平均约为 3％,主要由 79.6％的酪蛋白、11.5％的乳清蛋白和 3.3％的乳球蛋白组成。奶中的蛋白质消化吸收率为 87％～89％,生物学价值为 85,属于优质蛋白。

牛奶中蛋白质含量较人乳高两倍多,但酪蛋白与乳清蛋白的构成比与人乳蛋白正好相反,不利于婴儿消化吸收,因此可利用乳清蛋白改变其构成比,调制成近似母乳的婴儿食品。

(2)脂肪:牛奶中脂肪含量约为3%,乳中磷脂含量为20~50mg/100ml,胆固醇含量约为13mg/100ml。乳脂中油酸含量占30%,亚油酸和亚麻酸分别占5.3%和2.1%。乳中脂肪以较小的脂肪球状态分散于乳中,易于人体的消化吸收。乳中脂肪酸的组成非常复杂,如牛乳中已被分离出来的脂肪酸达400多种。其中短链脂肪酸如丁酸、乙酸、丙酸等,含量较高,这些物质赋予乳脂肪以柔润的质地和特有的香气。

(3)碳水化合物:牛奶中所含的碳水化合物主要是乳糖,其含量(3.4%)比人奶(7.4%)低。乳糖有调节胃酸、促进胃肠蠕动、有利于钙吸收和消化液分泌的作用,还可促进肠道乳酸菌的繁殖而抑制腐败菌的繁殖生长。用牛奶喂养婴儿时,除调整蛋白质含量和构成外,还应注意适当增加甜度。有部分人长期不饮用牛奶,且体内乳糖酶活性过低,大量食用奶类可能引起乳糖不耐受的发生。

(4)矿物质:牛奶中矿物质含量为0.7%~0.75%,富含钙、磷、钾等。其中钙含量尤为丰富,100ml牛奶中含钙110mg,且容易消化吸收,是膳食钙的良好来源。牛奶中铁含量很低,如以牛奶喂养婴儿,应注意铁的补充。

(5)维生素:牛奶中含有人体所需的各种维生素,含量相对较多的是维生素A和维生素B_2,分别为24ug/100g和140ug/100g。牛奶中维生素B_1和维生素C很少,每100ml牛奶中分别含0.

03mg 和 1mg。奶中维生素含量随季节不同有一定变化,一般在牧草旺盛的时期,牛奶中维生素 A、C 的含量明显增高。

(6)其他生理活性物质:奶中含有大量的生理活性物质,如乳铁蛋白(lactoferrin)、免疫球蛋白、生物活性肽、共轭亚油酸等,这些物质具有调节免疫、抑制肿瘤细胞的生长、促进生长发育、抗菌消炎、预防动脉硬化等功能。

2.奶制品的营养价值

奶类经过加工,可制成各种奶制品,主要包括消毒鲜奶、灭菌奶、奶粉、酸奶、奶油和奶酪等,不同的奶制品其营养价值也不同。

(1)消毒鲜奶:又称巴氏杀菌奶,是将鲜牛奶经过过滤、加热杀菌后分装出售的饮用奶。其营养价值与鲜牛奶差别不大,仅维生素 B_1 和维生素 C 有部分损失。

(2)奶粉:奶粉是鲜奶经消毒、脱水、浓缩干燥制成的粉状奶制品。根据食用要求又分为全脂奶粉、脱脂奶粉、调制奶粉。

全脂奶粉是将鲜奶消毒后,除去 $70\% \sim 80\%$ 的水分,采用喷雾干燥法,将奶粉喷成雾状微粒。一般全脂奶粉的营养成分约为鲜奶的 8 倍左右。

脱脂奶粉的生产工艺与全脂奶粉基本相同,但原料奶经过脱脂的过程,由于脱脂会造成脂溶性维生素损失,因此脱脂奶粉仅适合于腹泻的婴儿及要求低脂膳食的患者。

调制奶粉又称母乳化奶粉,是以牛奶为基础,按照母乳的组成模式和特点,加以调制而成,使各种营养成分的含量、种类、比例接近母乳。如改变牛奶中酪蛋白的含量和酪蛋白与乳清蛋白的比例,补充乳糖的不足,以适当比例强化维生素 A、维生素 D、维生素 B_1、维生素 C、叶酸和微量元素等。

(3)酸奶:酸奶是以鲜奶、脱脂奶、全脂奶粉、脱脂奶粉或炼乳为原料,加热消毒后接种乳酸菌,使其在一定的环境中发酵而成的奶制品。常见的有酸牛奶、调味酸牛奶及果料酸牛奶。

经过发酵后,乳糖变成乳酸,蛋白质发生凝固,脂肪也发生不同程度的水解,因此酸奶的营养较丰富,而且容易消化吸收。由于酸奶有独特的风味,还可刺激胃酸分泌。酸奶中的乳酸菌进入肠道后可以大量繁殖,抑制一些腐败菌的繁殖,调整肠道菌群,防止腐败胺类对人体产生的不良影响。因此,酸奶是适宜消化功能不良、婴幼儿和老年人食用的食品。

(4)炼乳:炼乳是以牛奶为原料,经过脱水装罐灭菌制成的浓缩产品。按是否加蔗糖分为甜炼乳和淡炼乳。新鲜奶在低温真空条件下浓缩,除去约 2/3 的水分,再经灭菌而成称淡炼乳。因受加工的影响,维生素遭受一定的破坏。甜炼乳是在鲜奶中加入约 16% 的蔗糖,经浓缩除去 2/3 水分后的一种乳制品。因糖分过高,需经大量水冲淡导致营养成分相对下降,故不宜供婴儿食用。

(5)奶酪:奶酪又称干酪,是在原料乳中加入适当量的乳酸菌发酵剂或凝乳酶,使蛋白质发生凝固,并加盐、压榨排除乳清之后的产品。奶酪营养价值很高,在发酵过程中,原料奶中的脂溶性维生素大多保留在蛋白质凝块中,而损失部分水溶性维生素,但含量仍不低于原料奶。原料奶中微量的维生素 C 几乎全部损失。在奶酪生产中,大多数乳糖随乳清排出,余下的也都通过发酵作用生成了乳酸,因此奶酪是乳糖不耐症和糖尿病患者可供选择的奶制品之一。

(6)奶油:奶油也称黄油,是由牛奶中分离的脂肪制成的奶制品,脂肪含量为 80%～85%,主要以饱和脂肪酸为主,在室温下呈固态,主要用于面包、佐餐及糕点制作。由于其营养组成完全不同于其他奶制品,故不属于膳食指南推荐的奶制品。

第四章 植物化学性物质及其功用

第一节 植物化学性物质概述

随着营养科学的发展,在营养与健康和疾病关系的研究中,对已知必需营养素以外的化学成分日益引起关注。特别是这些成分在防治慢性疾病中的作用,更是令人瞩目。其中有些已作为保健食品的成分广为应用。这些食物中已知必需营养素以外的成分多为植物,故泛称植物化学物(phytochemicals)。

植物含有许多分子量较小的次级代谢产物(secondary metabolites)。从大范围说,这些次级代谢产物是进化时植物维持其与周围环境包括紫外线等因素相互作用的生物活性分子。在食用植物性食物时,就会摄取这些次级代谢产物。过去一直认为并强调植物性食品中这些成分是天然毒物并对人体健康有害,如土豆和番茄含的配糖碱(glycoalkaloids)、树薯中氰化苷(cyanogenic glycosides)等。过去30多年大量流行病学调查结果证明,在蔬菜和水果中含有某些生物活性物质,有保护人体健康和预防如心血管病和癌症等慢性疾病的作用,为此营养学家重新对植物次级代谢产物进行研究。

植物初级代谢产物(primary metabolites)主要是糖类、蛋白质和脂肪,其主要作用是进行细胞能量代谢和结构重建。而植物次级代谢产物除维生素外,均是非营养成分,现已统称为植物化学物。植物次级代谢产物对植物本身有多种功能,如保护其不受杂草、昆虫及微生物侵害,作为植物生长调节剂或形成植物色素,维系植物及其生长环境的相互作用等。50 多年前,Winter 等提出植物次级代谢产物对人类有药理学作用,但直到近年来才开始系统地研究这些活性物质对人体健康的作用。

一、植物化学的分类

植物化学物可按其化学结构或功能特点分类。

1.类胡萝卜素

是水果和蔬菜中广泛存在的植物次级代谢产物,主要功能是使植物显出红色或黄色。通常将其分成无氧(oxygen－free)和含氧(oxygen－containing)2 种。自然界有 700 多种天然类胡萝卜素,对人体营养有意义的为 40～50 种。根据个人饮食特点,血清含有不同比例类胡萝卜,如 α－、β－胡萝卜素和番茄红素。有氧型叶黄素,如黄体素(lutein)、玉米黄素和 β－隐黄素也少量存在。人血中 β－胡萝卜素占总量 15％～30％。无氧型和有氧型类胡萝卜素的区别主要是对热稳定性不同,β－胡萝卜素是热稳定型,主要存在于绿色蔬菜中,叶黄素对热敏感。人体每天摄入类胡萝卜素约为 6 mg。

2.植物固醇(phytosterols)

主要存在于植物种子及其油料中,如 β－谷固醇(β－sitosterol)、豆固醇(campesterol)。植物固醇化学结构与胆固醇的区别是前者增加一个侧链。人每天从饮食摄入植物固醇为 150～400

mg,但人体只能吸收 5％左右。早在 50 多年前研究人员就发现
植物固醇有降胆固醇作用,作用机制主要是抑制胆固醇吸收。

3.皂苷(saponins)

是具有苦味的化合物,可与蛋白质和脂类(如胆固醇)形成复
合物,豆科植物皂苷特别丰富。每人每天平均摄入皂苷约为 10
mg,最高达 200 mg 以上。因皂苷有溶血作用,以前一直认为对
健康有害,但人群试验未证实其危害。目前有些国家已批准将某
些种类的皂苷,作为饮料(soft drinks)的食品添加剂。

4.芥子油苷

所有十字花科植物都含芥子油苷(glucosinolates),其降解产
物有典型的芥末、辣根和花椰菜味道。借助于植物特殊酶,即葡
萄硫苷酶(myrosinase)作用,植物组织机械性损伤可将芥子油苷
转变为有实际活性物质,即异硫氰酸盐(isothiocyanates)、硫氰酸
盐(thiocyanates)和吲哚(indole)。当白菜加热时,其中芥子油苷
减少 30％～60％。人体每天摄入芥子油苷 10～50 mg,素食者可
高达 110 mg。其代谢产物如硫氰酸盐在小肠可完全吸收。

5.多酚(polyphenols)

是所有酚类衍生物总称,主要为酚酸, 包括羟基肉桂酸和类
黄酮,后者主要存在于水果和蔬菜外层(黄酮醇)及整粒谷物(木
聚素,ignans)。新鲜蔬菜多酚高达 0.1％,如莴苣外面绿叶多酚含
量特别高。绿叶蔬菜类黄酮含量高,随蔬菜成熟而增高。户外蔬
菜类黄酮含量明显高于大棚蔬菜含量。最常见的类黄酮为槲皮
素(quercetin),每天摄入量约为 23 mg,最近研究表明此剂量类黄
酮如槲皮素对健康有益。

6.蛋白酶抑制剂

所有植物都含植物蛋白酶抑制剂（protease inhibitors），特别是豆类、谷类等种子含量更高。哺乳动物肠内蛋白酶抑制剂主要阻碍内源性蛋白酶（如胰蛋白酶）的活性，导致机体加强机体消化酶合成。人体平均每天摄入胰蛋白酶抑制剂约 295 mg，对于以蔬菜、豆类和粮谷为主素的食者，摄入的蛋白酶抑制剂更多。所吸收的蛋白酶抑制剂能以生物活性形式在各组织中被检验出来，主要有抑制肿瘤和抗氧化作用。

7.单萜类

调料类植物所含植物化学物主要是食物单萜类（monoterpenes），如薄荷（peppermint）的薄荷醇（menthol）、葛缕子种子（caraway seeds）的香芹酮（carvone），柑橘油（citrus oil）的柠檬油精（limonene）。每天摄入量约为 150 mg。

8.植物雌激素（phyto—oestro gens）

存在于植物中，可结合到哺乳动物雌激素受体并发挥类似内源性雌激素作用。异黄酮（isoflavones）几乎全部存在于大豆及其制品中，木聚素化学结构似多酚类，但也属植物雌激素。木聚素在亚麻（flax）种子和粮食制品含量较高。虽然植物雌激素所显示的作用仅占人体雌激素 0.1%，但尿中植物雌激素含量较高，比内源性雌激素高 10～1 000 倍。因此，按体内源性雌激素数量和含量，植物雌激素可发挥雌激素和抗雌激素两种作用。

9.硫化物

植物次级代谢产物硫化物（sulphides）包括所有在大蒜和其他球根状植物中的有机硫化物。大蒜主要活性物质是氧化型二烯丙基二硫化物（dially disulphide），也称蒜素（allicin），其基本物质是蒜苷(allin)。新鲜大蒜的蒜素含量可达 4 g/kg。白菜中也含有硫化物,但因缺少蒜氨酸酶而不能形成具有生物活性的硫化物代谢产物。

10.植物凝血素(lectins)

在大豆和谷类制品中,有降低血糖作用。

除上述次级代谢产物外,还有一些植物化学,如葡萄糖二胺(glucarates)、苯酞(phthalides)、叶绿素(chlorophyll)和生育三稀酚类等。

二、植物化学物的生物学作用

1.抗癌作用

癌症是发达国家的第二位死因,营养是癌症危险性相关的主要外源性因素,有 33% 左右的癌症与营养有关。某些营养因素可促进癌症发生,但其他营养相关因素可能会降低癌症危险性。蔬菜和水果富含植物化学物,多有防癌的潜在作用,约有 30 余种植物化学物可降低人群癌症发病率。欧洲某些国家坚持推荐食用蔬菜、水果和富含食物纤维的谷类食品,可明显降低胃癌发生率。因植物食品有潜在防癌的生物活性,目前这些国家食品法典委员会推荐蔬菜和水果每天消费量增加 5 倍。

癌症的发生为多阶段,植物化学物几乎在每个阶段都可抑制肿瘤发生。根据离体、动物、人等不同实验系统的研究结果,都获得有关蔬菜、水果及提取植物化学物抗癌作用的资料。在动物实验中,给动物喂食某些植物性食物或为得到剂量一效应关系而直接给予提取植物化学物,均获得植物化学物可抑制自发性肿瘤和化学物诱导性肿瘤的证据。值得指出的是,人群研究特别是流行病学干预实验或生物标记相关研究将有更重要的意义。

2.抗氧化作用

癌症和心血管疾病发病机制与反应性氧分子及自由基有关。人体对这些活性物质的保护系统包括抗氧化酶系统如 SOD、GSH−PX等，内源性抗氧化物如尿酸、谷胱甘肽、α-硫辛酸、辅酶 Q_{10} 等，以及具有抗氧化活性维生素 E、C 等。已发现植物化学物如胡萝卜素、多酚、植物雌激素、蛋白酶抑制剂和硫化物等，也有明显抗氧化作用。

某些类胡萝卜素如番茄红素和斑蝥黄（canthaxanthin）与β−胡萝卜素相比，对单线态氧和氧自由基具有更有效的保护作用。在植物源性食物所有抗氧化物中，多酚无论在数量还是在抗氧化作用都居最高。血液低密度脂蛋白胆固醇（LDL）升高是动脉硬化的主要原因，但 LDL 只有经氧化后才致动脉粥样硬化。如前所述，每天食用 300 g 布鲁塞尔芽甘蓝 3 周，每天摄入有抗氧化作用的必需营养素仅为 100 mg，而摄入具有抗氧化作用的植物化学物超过 1 g。因此多吃蔬菜和水果，植物化学物作为抗氧化剂对降低癌症发生危险性具有重要的潜在生物学作用。

3.免疫调节作用

免疫系统主要是抵御病原体，同时也涉及癌症及心血管疾病的保护作用。合理适宜的营养是免疫系统维持正常功能的基础，包括能量、脂肪及某些微量营养素的数量和质量。

已进行很多有关多种类胡萝卜素对免疫系统刺激的动物实验和干预性研究，结果均表明类胡萝卜素对免疫功能有调节作用。而其他植物化学物对免疫功能的影响目前研究较少。对类黄酮几乎全部是离体条件下的研究，多数研究表明类黄酮有免疫抑制作用;而皂苷、硫化物和植酸有增强免疫功能作用。可以肯定类胡萝卜素及类黄酮对人体有免疫调节作用。

4.抗微生物作用

很早以前,某些食用或调料植物被用来处理感染。后因发现化学合成的磺胺类及抗生素的抗感染作用强,从食物中寻找有抗感染作用的植物成分兴趣降低。由于化学合成药物的不良反应,近年来有重新掀起从植物性食物中提取有抗微生物作用成分的研究热潮。

已证实球根状植物硫化物可抗微生物。蒜素是大蒜硫化物,抗微生物作用很强;芥子油苷代谢物异硫氰酸和硫氰酸均有抗微生物活性。混合食用水芹、金莲花和辣根后,泌尿系统芥子油苷代谢物能达到治疗尿路感染的有效浓度,但单独食用则不能达到满意疗效。

日常生活中可用某些浆果,如酸莓和黑莓防治感染性疾病。人群研究发现每天摄入 300 ml 酸莓汁能增加清除尿道上皮细菌作用的物质。可认为经常食用这类水果同样有抗微生物作用。

5.降胆固醇作用

动物实验和临床研究均发现,以皂苷、植物固醇、硫化物和生育三烯酚为代表的植物化学物有降低血胆固醇作用,血清胆固醇降低程度与食物胆固醇和脂肪有关。用提取的植物固醇如 β-谷固醇治疗高胆固醇血症有一定效果。植物化学物皂苷降低胆固醇的机制可能为:在肠内与初级胆酸结合形成微团,这些微团过大不能通过肠壁而减少吸收,胆酸排出增加;还可使内源性胆固醇增加初级胆酸的肝合成,而降低血胆固醇浓度。此外,微团胆固醇常在肠外吸收,但植物固醇可使胆固醇从微团中游离出来,减少胆固醇肠外吸收。

植物化学物可抑制肝胆固醇代谢关键酶，最重要的是羟甲基戊二酸单酰 CoA 还原酶（HMG－CoA），在动物体内可被维生素 E 和硫化物抑制。花色素茄色苷（nasunin）和吲哚－3－甲醇也有降低实验动物血胆固醇的作用。但将这些实验结论直接外推用于人群，尚需慎重考虑。植物化学物质具有其他促进健康作用的还包括调节血压、血糖和凝血等作用。

三、蔬菜和水果对健康影响的流行病学研究

综合 200 多项流行病学研究结果，证实大量食用蔬菜和水果可预防人类多种癌症。经常摄入蔬菜和水果，可明显降低癌症的发生，尤其是胃肠、肺、口腔和喉等上皮肿瘤的证据最充分。对激素相关肿瘤保护作用的证据较少，但降低乳腺癌发病率似乎与大量食用蔬菜有关。除降低癌症的危险性，流行病学证据还显示摄入大量蔬菜和水果可降低男性脑卒中危险性。

以现有的技术水平，很难区分蔬菜和水果每种成分如必需营养素、食物纤维、植物化学物等降低疾病危险性的作用。因此，流行病学研究还需进行人群干预，以进一步证实蔬菜和水果促进健康作用与摄入植物化学物是否有因果关系。根据植物化学物作用的现有认识，认为植物性食物非营养成分具有有益健康的作用，植物化学物与维生素、矿物质、微量元素和食物纤维一样，都是蔬菜和水果中发挥抗癌和抗心血管疾病作用的重要成分。

第二节　类胡萝卜素及其对人体的作用

　　类胡萝卜素是一类重要的天然色素的总称,普遍存在于动物、高等植物、真菌、藻类中的黄色、橙红色或红色的色素之中。

　　类胡萝卜素在体内可转化为维生素 A。

　　类胡萝卜素在抗氧化、调节免疫、延缓衰老以及预防癌症等多种慢性病等方面具有重要的作用。

一、类胡萝卜素简介

　　类胡萝卜素是一类重要的天然色素的总称,普遍存在于动物、高等植物、真菌、藻类中的黄色、橙红色或红色的色素之中。1831 年由化学家 Wackenroder 从胡萝卜根中分离得出,故以"胡萝卜素"命名。此后,随着生化科技的发展,又分离出一系列的天然色素,命名为"类胡萝卜素"。迄今,被发现的天然类胡萝卜素已达 600 多种,在人体中存在的主要有 α—胡萝卜素、β—胡萝卜素、叶黄素、玉米黄质、番茄红素以及 β—隐黄素等。

　　类胡萝卜素可分为 3 类:①胡萝卜素,最常见的有番茄红素和 β—胡萝卜素、γ—胡萝卜素。②叶黄素,亦称胡萝卜醇,常见的有隐黄质、玉米黄质、叶黄素、辣椒红、辣椒玉红素、虾青素、虾红素、海胆烯酮、蒲公英黄质、新黄质、柠黄质、紫菌红素丁等。③类胡萝卜素酸,如藏花素、胭脂树橙和红酵母红素等。

二、类胡萝卜素的功能作用

（1）抗氧化。

抗氧化就是抵御自由基对机体中蛋白质、脂质和核酸等的侵害。类胡萝卜素具有明显的抗氧化功能，其分子结构中含有多个共轭双键，能有效抑制自由基的活性，从而减少其对细胞遗传物质（DNA、RNA）和细胞膜（如蛋白质、脂质和碳水化合物）的损伤。

（2）免疫调节。

类胡萝卜素能增强免疫系统中 B 细胞、CD4 细胞的活力，增加免疫细胞嗜中性白细胞的数目，从而提升机体免疫防御的能力；同时，还具有免疫监督的作用。体外实验结果表明，类胡萝卜素能增加自然杀伤细胞（又名 NK 细胞，是机体重要的免疫细胞，不仅与抗肿瘤、抗病毒感染和免疫调节有关，而且在某些情况下参与超敏反应和自身免疫性疾病的发生）的数目或刺激吞噬细胞的吞噬作用，从而起到消灭癌细胞、预防癌症的作用。

（3）延缓衰老。

人体衰老的进程与抗氧化和免疫调节能力息息相关，类胡萝卜素兼具抗氧化和免疫调节的功效，对延缓衰老有很好的作用。在抗氧化方面，类胡萝卜素尤其是 β－胡萝卜素不仅能直接作为抗氧化剂来清除自由基，还能增加体内超氧化物歧化酶和谷胱甘肽过氧化物酶的含量，进而强化机体自身的抗氧化能力，延缓细胞和机体的衰老。

（4）抗癌。

多项证据表明，许多类胡萝卜素具有抗癌活力，能使癌症致死的危险性降低 20%～30%。流行病学、药理实验都肯定 α－胡萝卜素、β－胡萝卜素、番茄红素、叶黄素等类胡萝卜素具有抗癌作用,这与其抗氧化和免疫调节功能相关,同时还与其在癌症产生中的启动、促进和发展等各个阶段的作用相关。

(5)预防其他慢性病。

随着对类胡萝卜素抗氧化性认识的不断深入,其与心血管疾病间的关系也引起了人们的关注,类胡萝卜素尤其是 β－胡萝卜素具有预防心血管疾病的重要作用;叶黄素和玉米黄素具有抗氧化和光过滤作用,能预防老年性黄斑变性、白内障等眼科疾病;另外,类胡萝卜素的强大抗氧化作用,对一些与自由基或氧化伤害有关的疾病,如白内障、关节炎、糖尿病、肾小球肾炎、肝炎、肝硬化等均具有一定的防治作用。

三、富含类胡萝卜素的食物

类胡萝卜素主要存在于深绿色或红黄色的蔬菜和水果中,如冬苋菜、冬葵、菠菜、芹菜叶、软江叶、油菜薹、韭菜、苋菜、番茄、红甜椒、辣椒、菱茄、老南瓜等;也存在于动物脂肪、卵黄、甲壳等处。

四、类胡萝卜素的需要量

就一般成年男性而言,每天摄入 1000IU 类胡萝卜素即可防止不足。10～15 岁少女建议每日摄入量为 4600IU。16 岁以上的女性建议每日摄入量为 4200IU。成年人每日只需食用约 0.85 个柠檬或 1/2 根胡萝卜或 1 片芒果或 1 根芦笋即可满足需要;孕妇需特别注意其安全用量,以免产生畸形儿。怀孕期间,最初摄取量不建议增加。哺乳期女性,在前 6 个月中可额外增加

2500IU；后 6 个月额外增加 2000IU。

五、类胡萝卜素缺乏的症状

类胡萝卜素缺乏的症状有：

①暗适应能力下降，如夜盲及眼干燥症；

②黏膜、上皮改变；

③生长发育受阻；

④味觉、嗅觉减弱，食欲下降；

⑤头发干枯、皮肤粗糙、记忆力减退、心情烦躁及失眠。

生活小常识

自然界的类胡萝卜素，主要以蛋白质复合物形式存在，适当加热能提高其浸出率与生物利用率，加热过度则可能引起异构，影响生物活性。脂肪可刺激胆汁分泌，促进类胡萝卜素形成脂质微粒，利于吸收。比如，番茄炒蛋或者胡萝卜炒肉片可能比生吃番茄或胡萝卜能更好地汲取它们的营养价值。

第三节　植物固醇及其对人体的作用

植物固醇是植物中的一种活性成分,对人体健康有很多益处。

所有植物性食物中都含有植物固醇,但含量较高的是植物油类、豆类、坚果类等。植物固醇能抑制胆固醇的吸收,促使胆固醇从肠道排出,降低人体甘油三酯、总胆固醇和低密度脂蛋白等水平,保护心血管。

一、植物固醇简介

植物固醇是以游离状态或与脂肪酸和糖等结合的状态存在的一种功能性成分,广泛存在于蔬菜、水果等各种植物的细胞膜中,主要成分为 β-谷固醇、豆固醇、菜籽固醇 1 和菜籽固醇 2,总称为植物固醇。

美国糖尿病协会推荐每日植物固醇摄入量为 1.6～3.0g,澳大利亚心脏协会推荐每日摄入 2～3g 以降低低密度脂蛋白水平。植物固醇在许多谷物、蔬菜、水果、豆类、坚果和种子中都存在,但含量比较低,为 5～40mg。在烹饪和提炼过程中植物固醇很容易被破坏,因此人们在日常饮食中很难获得足量的植物固醇。

二、植物固醇的功能作用

植物固醇有降低血液胆固醇、防治前列腺肥大、抑制肿瘤、抑制乳腺增生和调节免疫等作用。

(1)植物固醇在肠道内可以与胆固醇竞争,减少对胆固醇的吸收,有效地降低高脂血症患者血液中"坏"胆固醇(包括总胆固醇和低密度脂蛋白胆固醇)的含量,而不影响血液中的"好"胆固醇(高密度脂蛋白胆固醇),对高血脂患者有很好的降脂效果。据统计,膳食中植物固醇摄入量越高,人罹患心脏病和其他慢性病的危险性就越低。

(2)摄入含植物固醇高的食物可以减少冠心病等慢性病的发生。

(3)植物固醇是一种自然存在于植物的化合物,它能够阻止小肠对胆固醇的吸收

另外,经常吃植物蛋白的人,比对照组的胆固醇平均降低12%。它可阻断食物中胆固醇的吸收,减少来自自身肝脏胆固醇的再吸收。植物固醇进入人体后,能较多地被肠吸收,从而降低胆固醇,不仅可抑制癌细胞分化,刺激癌细胞死亡,对防治心脏病也有好处。

三、植物固醇的膳食来源

所有植物性食物中都含有植物固醇,但含量较高的是植物油类、豆类、坚果类等。虽说谷类、水果、蔬菜中植物固醇含量相对较低,但由于日常食用量较大,也为人类提供了不少植物固醇。

1.谷类

在谷类食物中,小麦面粉中植物固醇的含量远高于大米,每100克小麦面粉中植物固醇含量平均为59mg。面粉加工越精细,植物固醇含量越低,即全麦粉＞标准粉＞富强粉＞饺子粉。每100克不同品牌和产地的大米,其植物固醇含量大致相同,平均为13mg。杂粮如紫米、薏仁米、荞麦米、青稞、小米、玉米等的植物固

醇含量比较高,平均在 60mg 以上。

《中国居民膳食指南(2016)》建议成年人每天摄入 300～600g 谷类食物。按照平均 400g 计算,如果以面粉为主食,则大约可摄入 480mg 植物固醇;如果单纯吃大米,则摄入的植物固醇不足 110mg,两者差距很大。以大米为主食的地区,居民每日三餐中至少有一餐应改为面食类,如面条、馒头等,在正餐之外,还可以加一些紫米粥、小米粥、玉米碴粥等杂粮粥。

2.豆类

豆类中植物固醇含量比谷类高,每 100g 黄豆中植物固醇含量超过 100mg,黑豆和青豆中植物固醇含量也较高。豆腐是最常见的豆制品,每 100g 豆腐植物固醇含量平均达豆浆虽水分多,但 100g 豆浆中植物固醇含量也达到 7mg。

平时多摄入豆类制品,如每天喝一杯豆浆(250g),可提供约 20mg 植物固醇。每周至少保证三顿豆腐,每次摄入量在 50g 以上,既能提高植物固醇的摄入量,又能保证优质蛋白等营养素的摄入。还可经常煮些杂豆粥,当作配餐或茶点。

3.植物油

植物油是植物固醇含量最高的一类食物。以常见的植物油为例,每 100g 大豆油中植物固醇含量约 300mg,花生油约 250mg,芝麻油和菜籽油为 500mg 以上,玉米胚芽油中植物固醇含量最高,可达 1000mg 以上。可以说,植物油是膳食中植物固醇的一个重要来源。

每天植物油摄入量以 25g 为宜。植物油摄入过多,会导致热量过剩,增加肥胖、心血管疾病等慢性病的发生率。所以,不要盲目增加植物油的摄入量,以求获得更多的植物固醇。建议大家适当调整食用油种类,如以玉米胚芽油或菜籽油为主要烹调油,或者将每天 25g 的花生油换成玉米胚芽油,则可以在摄入热量不变的情况下,多摄入 180mg 植物固醇。

4.蔬菜水果

蔬菜水果是每天膳食中的重要食物,不仅提供了丰富的维生素和纤维素等营养物质,还能提供植物固醇。蔬菜中,菜花、西兰花、油麦菜等植物固醇含量高,冬瓜、茄子、柿子椒等植物固醇含量较低。水果中,橙子、橘子、山楂等植物固醇含量较高,西瓜、香瓜等植物固醇含量较低。

建议每天吃蔬菜 300～500g、水果 200～350g。中国居民蔬菜水果摄入量普遍较低,如蔬菜平均入量不足 300g,水果仅为 45g。无论是为了增加维生素、矿物质的摄入量还是增加植物固醇的摄入量,都应多吃蔬菜和水果,可选择菜花、橙子等植物固醇含量高的食物,对健康有益。

第四节　皂苷类化合物及其对人体的作用

皂苷又称皂素,是植物的二次代谢产物,它在植物界的分布很广,每种植物所含的皂素结构各有差异。

皂苷具有调节脂质代谢、降低胆固醇、抗微生物(抑制细菌、抗病毒)、抗肿瘤、抗血栓、免疫调节、抗氧化等作用。

一、皂苷类化合物简介

皂苷别称碱皂体、皂素、皂苷、皂角苷或皂草苷,是植物的二次代谢产物。皂苷是苷元为三萜或螺旋甾烷类化合物的一类糖苷。含有皂苷的植物有豆科、蔷薇科、葫芦科、苋科等,动物有海参和海星等。人参皂苷是人参成分中最有效的药用成分,人参皂苷种类有近 30 种,每一种人参皂苷都有其特定的药理功能。

二、皂苷类化合物的功能作用

许多中草药如人参、远志、桔梗、甘草、知母和柴胡等的主要有效成分都含有皂苷。现有的研究发现三萜类皂苷如人参皂苷、柴胡皂苷、甘草皂苷、远志皂苷、酸枣仁皂苷等具有降低胆固醇、抗感染、抑制肿瘤、免疫、兴奋或抑制中枢神经等作用;甾体皂苷如沿阶草皂苷、知母皂苷等则有抗肿瘤、抗真菌和细菌以及降低胆固醇的作用。

大豆皂苷对人体不仅无毒害作用,而且具有许多有益的生理功能。近 20 年的研究结果表明,大豆皂苷具有多种生理活性和良好的药理作用,具有抗癌、调节免疫功能、降低血清中胆固醇含量、防治心血管疾病、抗菌、抗病毒、护肝、减肥等多重生理功效。

三、皂苷类化合物的来源

皂苷多分布在植物中,在蔷薇科、石竹科、无患子科、薯蓣科、远志科、天南星科、百合科和豆科等中含量较多。在海洋动物如海参、海星、海盘车等中亦有存在。研究人员发现,红葡萄酒中含有皂苷,葡萄皮上的皂苷在酿酒发酵过程中,被较好地保留在酒中。豆类包括豌豆、红芸豆、菜豆、斑豆、蚕豆、扁豆都含有皂苷,特别是鹰嘴豆,含量较高。大豆也含有较多的皂苷,但大豆发酵食品在加工过程中皂苷含量会损失一半以上。

某些草药和香料如辣椒中含有促进健康的皂苷。香料可以改善食物的风味而无须担心增加不必要的热量和脂肪,因此食用香料是增加皂苷摄入的一个非常合适的途径。

第五节 多酚类化合物及其对人体的作用

多酚类化合物是酚类衍生物的总称,主要指酚酸和黄酮类化合物。最常见的为黄酮类化合物。

研究发现,多酚类化合物有槲皮素、芦丁、黄芩素、大豆苷、银杏黄酮等,主要来源于绿茶、各种有色水果及蔬菜、大豆、巧克力、药食两用植物等。

多酚类化合物具有抗氧化、抗肿瘤(尤其是茶多酚和大豆异黄酮)、保护心血管、抑制炎症、抗微生物(蜂胶、黄芩素)、抗病毒(主要为一些中草药类)及其他(抗突变、抗衰老、增强免疫、抗辐射)作用。

一、多酚类化合物简介

多酚类化合物是一类存在于植物中的多羟基酚类化合物的总称,主要包括黄酮类、单宁类、花色苷类、酚酸类等。多酚类化合物的种类很多,结构各异,其生物利用率、抗氧化性及对人体的影响也有差异。目前科学界已经分离鉴定出 8000 多种多酚类化合物。

大量科学研究表明,植物多酚具有抗氧化、抗癌、抗辐射、抗菌、降血脂、抗衰老、保护神经和提高机体免疫力等对人类健康有益的作用。

二、多酚类化合物的功能作用

多酚类化合物的共同特点是具有良好的抗氧化活性,能与维生素 C、维生素 E 和胡萝卜素等其他抗氧化物在体内一起发挥抗氧化功效,清除损害人体健康的坏分子——自由基。根据对美国市场上 10 种不同品牌的饮料的抗氧化能力和总多酚含量的测试,饮料的抗氧化效能与总多酚含量呈正比。多吃蔬菜、水果有益健康,而蔬果的抗氧化作用主要来自其中所含的多酚类化合物。

葡萄酒中含有许多有益健康的非酒精成分,包括白藜芦醇和多种黄酮类成分,这些强力抗氧化物都属于多酚类化合物,对冠心病有良好的防治作用。

另一类富含多酚类化合物的饮料是茶,茶多酚是茶叶中儿茶素类成分和其他多酚类成分如花青素、黄酮类成分、酚酸类成分等的总称,占茶叶的 10%～20%。在未经发酵的绿茶中,儿茶素类成分含量最高,可达 25%,经过发酵的茶叶如红茶、乌龙茶等主要含有上述多酚的缩合物、茶黄素、花青素的多聚物。大量研究表明,茶多酚具有增强机体抵抗力、抗氧化、抗癌、抗肿瘤、抗辐射、抑菌、抗病毒、降低血糖和血脂、预防心管疾病、抗衰老等多种天然生物活性。

含有多酚物质的豆类食品则有防治乳癌和预防骨质疏松的作用。

近十年来,世界各国关于植物多酚生物活性研究的热点主要集中在以下方面:①抗氧化;②抗癌;③抗心血管疾病;④抗阿尔茨海默病。

抗氧化效能大比拼

各饮品的抗氧化效能比试结果:石榴汁的抗氧化效能综合指数最高,至少高于其他供试果汁 20%。各饮品的抗氧化效能大小顺序为：石榴汁＞红葡萄酒＞蓝莓汁＞黑樱桃汁＞蔓越莓汁＞橙汁＞苹果汁。

对常见水果和蔬菜中多酚含量、组成及其抗氧化活性进行分析后发现，富含花青素的草莓、覆盆子和红杏抗氧化活性最高，其次是富含黄酮类的橙子和柚子以及富含黄酮醇的洋葱、韭菜、菠菜和青菜，而富含羟基肉桂类物质的苹果、梨和桃的抗氧化活性较低。

三、多酚类化合物的来源

多酚类化合物广泛存在于常见植物及植物性加工食品中，如茶叶、水果、蔬菜、谷物、豆类等，以及葡萄酒、茶饮品、橄榄油、果汁、巧克力、咖啡等。目前的研究显示，水果和茶、红酒等饮料是多酚类化合物的主要来源。槲皮苷等多酚多存在于植物中，如水果、蔬菜、谷物、豆科植物等。有些特殊的多酚类化合物则只存在于特定的食品中，如黄烷酮只存在于柑橘属水果中。

法国悖论

你听过法国悖论（French Paradox）吗？它说的就是法国人酷好美食，然而心脏血管疾病的比例却不高。营养专家表示这可能是法国人喜欢以红酒来搭配美食的缘故，因为红酒当中富含葡萄多酚成分。

红酒已被研究证实含有多种重要的化学物质及营养成分，其中一种称为多酚的化学物质即为红酒多酚，是由葡萄本身在进行光合作用时因抗氧化而产生的，其外观呈柴红色红酒多酚是一种强而有力的抗氧化分子，可有效抵抗自由基的伤害，因为自由基会产生氧化作用，使肌肤表皮皱缩产生细纹，而天然的红酒多酚因为蕴含多种强效的抗氧化物质，所以可以防止肌肤老化、使肌肤变得更白皙、润泽而有弹性。

第五章　营养与慢性病

慢性病是慢性非传染性疾病的简称,是对一类起病隐匿、病程长且病情迁延不愈、缺乏明确的传染性生物病因证据、病因复杂或病因尚未完全确认的疾病的概括性总称。影响我国人民群众身体健康的常见慢性病主要有心脑血管疾病、糖尿病、恶性肿瘤、慢性呼吸系统疾病等。

慢性病的共同特点是:①常见多发;②起病缓、病程长;③经常反复发作,治疗效果不显著,有些几乎不能治愈;④增长幅度快,发病年龄呈年轻化趋势。

慢性病的发病率、致残率和死亡率高,2012 年我国居民慢性病死亡人数占死亡总人数的 85.09%。慢性病死因前五位分别是脑血管疾病、缺血性心脏病、慢阻肺、肺癌和肝癌。但慢性病同时也是可预防、可控制的疾病。

第一节　对慢性病的有效干预

慢性病的干预工作要面向三类人群:一般人群、高风险人群和患病人群。

慢性病的危险因素控制包括健康生活方式行动、烟草控制、促进健康饮食、身体活动促进、减少有害使用酒精等方面。

慢性病的高风险人群具有血压、血糖、血脂偏高、吸烟、酗酒、肥胖、超重等任一项或几项特征。

慢性病的预防包括三级预防。

慢性病的三级预防

疾病预防不仅仅是阻止疾病的发生,还包括疾病发生后阻止或延缓其发展,最大限度地减少疾病造成的危害。因此,可根据疾病的不同阶段,相应地采取不同的预防措施,即疾病的三级预防。

(1)一级预防。又称病因预防,是在疾病尚未发生时针对致病因素(或危险因素)采取措施,也是预防疾病和消灭疾病的根本措施。WHO 提出的人类健康四大基石"合理膳食、适量运动、戒烟限酒、心理平衡"是一级预防的基本原则。

(2)二级预防。又称"三早"预防,即早发现、早诊断、早治疗,是防止或减缓疾病发展而采取的措施。通过普查、筛检和定期健康检查以及自我监护,及早发现疾病初期(亚临床型)患者,并使其得到及时合理的治疗。

(3)三级预防。又称临床预防,主要是对症治疗和康复治疗,可以防止伤残并促进功能恢复,提高生存质量,延长寿命,降低病死率。对症治疗可以改善症状、减少疾病的不良反应,防止复发转移,预防并发症和伤残等。康复治疗包括功能康复、心理康复、社会康复和职业康复。

《全国慢性病预防控制工作规范》提出,慢性病的干预工作要面向三类人群:一般人群、高风险人群和患病人群,重点关注三个环节:危险因素控制、早诊早治和规范化管理,注重运用三个手段:健康促进、健康管理和疾病管理。

一、慢性病的危险因素控制

疾病的危险因素是指存在于机体的一种生理生化或社会心理特征（因素），由于它的存在，个体发生该病的危险性（概率）增加，减少或去除该因素后个体发生某病的危险性就降低或消失。烟草使用、不健康饮食、身体活动不足和有害使用酒精，是非传染性疾病领域内最重要的危险因素。

慢性病危险因素控制的内容和方法主要包括：

1.健康生活方式行动

开展全民健康生活方式行动通过政府倡导与推动，营造有利于健康的生活环境和工作环境，开发和推广适宜技术。充分利用大众传媒，广泛宣传慢性病防治知识，开展心理健康教育，普及心理健康知识。寓慢性病预防于日常生活之中，促使人们自觉养成良好的健康行为和生活方式，降低人群慢性病危险因素水平，预防慢性病的发生和发展。

2.烟草控制

履行 WHO 的《烟草控制框架公约》，全面推行公共场所禁烟，党政机关、医院、学校等要率先成为无烟单位，禁止烟草广告、促销和赞助等。开展系统的烟草危害宣传与健康教育，开展吸烟人群戒烟指导和干预，加强医生对病人的戒烟教育，重点预防青少年吸第一支烟、医务人员和妇女吸烟。鼓励医疗机构设立规范的戒烟门诊。避免烟草使用，减少室内外空气污染，是预防慢性呼吸系统疾病发生发展的关键。

3.促进健康饮食

落实《营养改善工作管理办法》，促进学生营养午餐、餐饮业健康膳食宣传等相关制度的制订和实施。积极开发推广低盐/钠、低脂(饱和脂肪、反式脂肪酸)、低糖(游离糖)、低能量的健康食品,引导生产安全、营养、方便、多样的农产品,实施《预包装食品营养标签通则》标准,餐饮业逐步推行营养成分标识,引导消费者选择健康食品和餐饮。推广普及《中国居民膳食指南》,增加水果和蔬菜消费量,减少盐的摄入,以不饱和脂肪酸取代反式脂肪酸、饱和脂肪酸,限制能量摄入过剩,减少食量和食品能量密度。

4.身体活动促进

宣传和推进《全民健身条例》,积极营造运动健身环境,逐步提高各类公共体育设施的开放程度和利用率,鼓励日常健身活动。政府机关、企事业单位、社会团体、学校等都应实行工间、课间健身制度等,倡导每天健身一小时促进青少年培养体育爱好,掌握一项以上体育运动技能,确保学生校内每天体育活动时间不少于一小时。社区积极推广健康生活方式指导员和社会体育指导员工作模式。

5.减少有害使用酒精

WHO 提出有害使用酒精现象要相对减少至少 10％,改变酒精消费模式,减少饮酒和醉酒的负面后果,严禁酒驾、醉驾。

二、高风险人群的早期发现与管理

积极发现慢性病高风险人群,通过健康管理和强化生活方式干预,降低个体的慢性病危险水平,延缓和防止慢性病的发生。

1.高风险人群的早期发现

(1)创造方便发现慢性病高风险人群的条件和政策环境,扩大基本公共卫生服务项目内容及其覆盖人群,加强慢性病高风险人群的检出和管理。宣传高风险人群早期发现的重要性和方法，鼓励在家庭、社区、单位、公共场所提供便利条件，发现高风险人群。

（2）医疗卫生机构可通过日常诊疗、居民电子健康档案建立、单位职工和社区居民定期健康体检、从业人员体检、大型人群研究项目等途径发现高风险人群。

（3）每个成年人都应知道自己的身高、体重、腰围、血压、血糖值，定期体检，尽早发现早期征兆，积极采取有效措施，降低慢性病患病风险。

（4）慢性病高风险人群特征。慢性病高风险人群具有血压、血糖、血脂偏高，吸烟，酗酒，肥胖，超重等任一项或几项特征。具体指标为：①血压水平为 $130 \sim 139/85 \sim 89mmHg$；②现在吸烟者；③空腹血糖水平（FBG）为 $6.1 \leqslant FBG < 7.0mmol/L$；④血清总胆固醇水平（TC）为 $5.2 \leqslant TC < 6.2mmol/L$；⑤男性腰围 $> 90cm$，女性腰围 $\geqslant 85cm$。

2.高风险人群的健康管理

基层医疗卫生机构要全面履行健康教育、预防、保健、医疗、康复等综合服务职能，建立规范化居民电子健康档案，及时了解社区慢性病流行状况和主要问题，有针对性地开展健康教育，免费提供常见慢性病健康咨询指导。对在健康体检与筛查中发现的高风险人群，要进行定期监测与随访，实施有针对性的干预，有效降低发病风险

针对具有任何一项高风险人群特征者，可以通过公众群体的健康管理，促进其对自身进行动态监测和生活方式调整；针对具有三项及以上高风险人群特征者，应当纳入个体健康管理范围。

(1)强化生活方式干预的内容。

主要包括合理膳食、减少钠盐摄入、适当活动、缓解心理压力、避免过量饮酒等。

(2)强化生活方式干预的原则。

强度适中,循序渐进;长期坚持,形成习惯;亲友互助,强化习惯;同伴共勉,提高信心和技能。

(3)强化生活方式干预的步骤。

①确定个体存在的危险因素和所处水平,了解其知识、态度和行为改变状况。

②分析控制各种危险因素对预防慢性病作用的大小,提出循证医学建议。

③结合实际情况,综合考虑各种危险因素控制的难度和可行性,制订危险因素控制优先顺序、阶段目标和干预计划。

④创造方便危险因素监测、咨询和随访管理的支持性环境;鼓励高风险个体争取亲友、同事的配合,积极参与有关活动组织。

⑤结合经常性的监测与评价,适时调整干预策略和措施。

3.控制其他并存的疾病或危险

高风险个体在监测危险因素、调整生活方式(包括控烟)的同时,还需加强对体重、血糖和血脂等指标的控制。

第二节　营养与糖尿病

糖尿病是由于胰岛素分泌功能缺陷和（或）胰岛素作用缺陷所引起的碳水化合物、脂肪、蛋白质、水和电解质的代谢异常。

糖尿病发病的饮食因素是长期摄入高能量、高脂肪、低膳食纤维的膳食，以及某些维生素和矿物质摄入不足。

营养治疗、运动治疗、药物治疗、健康教育和血糖监测是糖尿病的五项综合治疗措施。

糖尿病病人要根据 GI 指数（即血糖指数，glycemic index）选择食物，优选食物包括低脂肪食物、高膳食纤维食物、低 GI/GL 食物。

糖尿病是由于胰岛素分泌功能缺陷和（或）胰岛素作用缺陷所引起的以慢性高血糖伴碳水化合物、脂肪及蛋白质代谢障碍为主要特征的一组病因异质性的代谢性疾病。

糖尿病是常见病、多发病，据调查，我国 18 岁及以上居民糖尿病患病率为 2.6％，空腹血糖受损率为 1.9％；与 1996 年糖尿病抽样调查资料相比，大城市 20 岁以上糖尿病患病率由 4.6％上升到 6.4％、中小城市由 3.4％上升到 3.9％。糖尿病的发病特点是中老年人高于年轻人，脑力劳动者高于体力劳动者，超重和肥胖者发病率较高，富裕地区高于贫困地区，城市高于农村。

糖尿病是由多种病因引起的，以慢性高血糖为特征的代谢紊乱性疾病。其基本病理生理为胰岛素分泌绝对或相对不足，引起碳水化合物、脂肪、蛋白质、水和电解质的代谢异常。临床表现为糖耐量降低、高血糖、糖尿，以及多尿、多饮、多食、消瘦乏力（即三多一少)等症状。久病可引起多系统损害,出现心血管、肾脏、眼、神经等组织的慢性进行性病变,最终导致脏器功能缺陷或衰竭。病情严重或应激时可发生急性代谢异常,如酮症酸中毒、高渗性昏迷等,甚至威胁生命。

一、糖尿病的危害

糖尿病对人体的危害主要体现在并发症上。患者常伴有脂肪、蛋内质代谢异常,长期高血糖可引起多种器官,尤其是眼、心、血管、肾、神经损害或器官功能不全或衰竭,导致残疾或者早亡,是严重损害公民健康的主要慢性病,已成为严重的公共卫生问题。

我国是糖尿病患病率增长最快的国家之一,近十年来糖尿病流行情况更为严重,患病率城市高于农村。糖尿病患病率增加可能有城市化、老龄化、生活方式改变、肥胖和超重率增加等原因。2012 年我国成人糖尿病患病率为 9.7%,糖尿病患者平均期望寿命比正常人减少 14.4 岁。

二、诱发糖尿病的危险因素

1.遗传因素

糖尿病是多基因疾病,因其遗传易感性和广泛的遗传异质性,临床表现差别很大“节约基因”(thrifty genotype)学说认为,人类在与生存作斗争的过程中,由于食物供应不足,基因产生适应性改变,逐渐形成“节约基因”,一旦得到食物,便将能量转变成脂肪储存下来,以供饥饿时维持生命;食物不足时,节约能量,以适应恶劣环境有这种基因的人群,当食物摄入充足或消耗减少时,易产生肥胖,致胰岛素分泌缺陷和胰岛素抵抗,成为诱发糖尿病的潜在危险因素之一。

2.环境因素

(1)饮食因素。营养摄入不均衡,长期摄入高能量、高脂肪、低膳食纤维的膳食,以及某些维生素和矿物质不足,易诱发糖尿病和肥胖,超重和肥胖也是诱发糖尿病的重要因素。孕妇子宫内营养不足可致胎儿生长不良,而低体重儿在成年后肥胖,其糖尿病及胰岛素抵抗发生概率明显增加。

(2)生理因素。年龄增大、妊娠。

(3)病理因素。高血脂、高血压、肥胖(尤其是中央型肥胖)、感染、应激、化学毒物等。

(4)社会因素。体力活动减少、生活富裕、享受增多等使能量消耗减少;社会竞争激烈、思想负担加重、应激增多等。

三、糖尿病的诊断标准

①空腹血糖(指至少 8～14h 无能量摄入)大于或等于 7.0mmol/L(126mg/dL)。

②口服葡萄糖耐量试验(OGTT)2h 血糖大于或等于 11.1mmol/L(200mg/dL)。

③随机血糖(一天中任何时间的血糖,与进餐无关)大于或等于 11.1mmoL/L(200mg/dL)。

有典型的糖尿病症状(多饮、多尿、多食、体重减轻等),并符合以上任意一条者即可诊断为糖尿病。无明确的糖尿病症状者,只有符合①或②条才可作为诊断条件,并且需在另一天进行复查核实。

四、糖尿病的分类

糖尿病按病因分为:1 型糖尿病(2 个亚型)、2 型糖尿病、其他特殊类型糖尿病(8 个亚型)和妊娠期糖尿病(GDM)。

1 型糖尿病:此型糖尿病病人有胰岛 β 细胞破坏,导致胰岛素分泌绝对不足或缺乏,呈酮症酸中毒倾向,血浆胰岛素水平低于正常值低限。此型病人不包括由于非自身免疫的特异性原因引起的胰岛 β 细胞破坏或衰竭,例如囊性纤维化病。1 型糖尿病有两种亚型:①免疫介导糖尿病;②特发性糖尿病。

2 型糖尿病:原称为非胰岛素依赖性糖尿病、II 型或成年型糖尿病。包括有胰岛素抵抗和胰岛素分泌缺陷的病人,但这些病人不发生胰岛 β 细胞的自身免疫损伤。病人血浆胰岛素水平可正常或升高,很少自发性发生酮症酸中毒,但在应激(如感染)情况下可诱发酮症酸中毒。此型糖尿病的危险性随年龄、肥胖和缺乏体力活动而增加,遗传易感性较 1 型强且更为复杂,是最常见的糖尿病类型。这类病人不一定依赖胰岛素治疗。这类病人占糖尿病病人总数的 80%～90%。

我国患病人群中,2 型糖尿病占 90.0% 以上,1 型糖尿病约占 5.0%。其他类型糖成病仅占 0.7%,城市妊娠糖尿病的患病率接近 5.0%。

五、成人糖尿病患者膳食指导

营养治疗、运动治疗、药物治疗、健康教育和血糖监测是糖尿病的五项综合治疗措施。生活方式干预是 2 型糖尿病的基础治疗措施,应贯穿于糖尿病治疗的始终。饮食治疗是糖尿病患者所有治疗措施的基础,是任何阶段预防和控制糖尿病必不可少的措施。

1.膳食原则

(1)平衡膳食。

选择多样化、营养合理的食物。做到主食粗细搭配,全谷类食物占谷类一半;副食荤素搭配。

(2)合理计划餐次及能量分配。

定时定量进餐,早、中、晚三餐的能量应控制在占总能量的20%～30%、30%～35%、30%～35%。分餐能量占总能量的10%,以防止低血糖发生。

(3)进行个体化膳食安排及营养教育。

根据文化背景、生活方式、血糖控制方法及状况、经济条件和教育程度进行合理的个体化膳食安排和相应的营养教育。

(4)恰当选择食物。

①结合患者的饮食习惯和食物喜好,以 GI/GL 以及营养特点为参考,选择并交换食物。其中优选食物包括低脂肪食物、高膳食纤维食物、低 GI/GL 食物。需限制性选择的食物包括中等GI 食物、较低膳食纤维食物。不宜多选的食物包括高脂肪高胆固醇食物、高盐食物、精制糖食物或者高 GI 食物以及低膳食纤维食物。

食物中碳水化合物的组成不同,血糖升高幅度也不同,其影响程度可用血糖指数来衡量。

$$血糖指数 = \frac{食物餐后\,2\,小时血浆葡萄糖曲线下总面积}{等量葡萄糖餐后\,2\,小时血浆葡萄糖曲线下总面积} \times 100$$

一般而言,血糖指数越低的食物对血糖的升高反应越小,但是食物中糖类的含量并不是影响血糖指数的唯一因素,进食速度、食物中水溶性膳食纤维和脂肪的含量、胃排空速度、胃肠道的消化功能。膳食中食物的种类及食物中是否有阻碍消化吸收的因子等,都会影响食物的血糖指数。常见食物的血糖指数见表5-1。一般规律是粗粮的血糖指数低于细粮,复合碳水化合物低于精制糖,多种食物混合低于单一食物。故糖尿病治疗膳食宜多用粗粮和复合碳水化合物,食物品种尽量多样化,少用富含精制糖的甜点,如蜂蜜、蔗糖、麦芽糖等纯糖食品。必要时,为了改善食品的风味,可选用甜叶菊、木糖醇、阿斯巴糖等甜味剂代替蔗糖。

表 5-1　部分食物的 GI 指数

主食类		鱼肉类		水果类		蔬菜谷物类		点心类	
100g	GI	100g	GI	100g	GI	100g	GI	100g	GI
法国面包	93	蛋饺	75	西瓜	95	马铃薯	90	白糖	109
馒头	88	鱼板	71	荔枝	79	胡萝卜	80	巧克力	91
白米饭	84	贡丸	70	凤梨	65	红薯	76	蜂蜜	88
牛角面包	68	牛肚	70	葡萄	56	山药	75	甜甜圈	86
意大利面	65	鲔鱼	55	香蕉	55	玉米	70	洋芋片	85
麦片	64	培根	49	芒果	49	南瓜	65	鲜奶蛋糕	82
中华面	61	牛肉	46	哈密瓜	41	芋头	64	松饼	80
荞麦面	59	火腿	46	桃子	41	韭菜	52	苏打饼干	70
黑麦面包	58	香肠	45	樱桃	37	洋葱	30	冰淇淋	65
糙米饭	56	猪肉	45	苹果	36	番茄	30	布丁	52
燕麦	55	羊肉	45	奇异果	35	苦瓜	24	果冻	46
全麦面包	50	鸡肉	45	梨	32	小黄瓜	23	低脂牛奶	26
		鳗鱼	45	木瓜	30	花生	22	酸奶	25

续表

主食类	鱼肉类		水果类		蔬菜谷物类		点心类	
	牡蛎	45	草莓	29	海带	17		
	沙丁鱼	40						

近年的一些实验显示,一些单(双)糖,如果糖、蔗糖的血糖指数并不显著高于面包、米饭、马铃薯等复合碳水化合物,因此,美国糖尿病协会认为,糖类的总摄入量远远重于其供应形式,治疗膳食的设计应个性化、多元化,既要根据病人的健康状况和食物的血糖指数,又要顾及饮食习惯,使病人更易于配合,从而达到治疗糖尿病的目的。

②不推荐糖尿病患者饮酒。如要饮酒,建议每周不超过 2 次。一天饮用酒的酒精量女性不超过 15g,男性不超过 25g。

③限制甜味剂的摄入量。糖尿病患者适量摄入糖醇类和非营养性甜味剂是安全的,但应注意由甜味剂制作的高脂肪食品如冰淇淋、点心等对血糖仍有影响。

④选择健康的烹调方法。选择少油烹调方式,不建议选择煎、炒、炸等多油烹调方式。每日烹调用盐限量 5g 以内,合并高血压或肾脏疾病的患者应限制在 3g 以内。

⑤膳食摄入与体力活动相结合,吃动平衡。保持运动前、中、后适宜的心率,维持运动中心率在(170-年龄)左右。保持进食能量与消耗量相匹配,减轻胰岛素抵抗,改善代谢状态。

2.推荐营养摄入量

(1)能量。采用通用系数方法,按照每日 105～126kJ/kg (25～30kcal/kg)计算推荐能量摄入。再根据患者身高、体重、性别、年龄、活动度、应激状况等进行系数调整,见表5-2。

表 5-2　成人糖尿病患者每日能量供给量　　　单位:kcal/kg

身体活动强度	体重过低	正常体重	超重/肥胖
重体力活动 (如搬运工)	188~209(45~50)	167(40)	146(35)
中体力活动 (如电工安装)	167(40)	125~146(30~35)	125(30)
轻体力活动 (如坐式工作)	146(35)	104~125(25~30)	84~104(20~25)
休息状态 (如卧床)	104~125(25~30)	84~104(20~25)	62~84(15~20)

(2)脂肪。糖尿病患者每日摄入总脂肪量占总能量比不超过30%,超重或肥胖者不超过25%。饱和脂肪酸的每日摄入量占总能量比不超过7%,反式脂肪酸不超过1%。适当提高多不饱和脂肪酸摄入量,但占总能量比不宜超过10%。单不饱和脂肪酸每日摄入量占总能量比以10%~20%为宜。

(3)蛋白质。糖尿病患者每日摄入蛋白质总量占总能量的10%~15%,推荐 0.8~1.0g/(kg·d),其中至少 1/3 来自动物类食物和(或)大豆制品。临床糖尿病、肾病患者应进一步限制蛋白质的总摄入量。

(4)碳水化合物。糖尿病患者每日摄入碳水化合物总量占总能量的 50%~60%。多选择低 GI/GL 食物,限制精制糖的摄入。

(5)矿物质、维生素。糖尿病患者容易缺乏 B 族维生素、维生素 C、维生素 D 以及铬、锌、硒、镁、铁、锰等多种微量营养素,应根据营养评估结果适量补充。长期服用二甲双胍者应防止维生素

B_{12}缺乏。不建议常规、大量补充抗氧化维生素制剂。

（6）膳食纤维。推荐每日膳食纤维摄入量 14g/4200kJ（1000kcal）。

营养素搭配方案

糖尿病患者的营养素指导：常见的口服降糖药有 5 大类：磺脲类、双胍类、胰岛素增敏剂、葡萄糖苷酶抑制剂、餐时血糖调节剂，药物搭配蜂胶软胶囊服用，治疗效果更佳，

原因是：①有些降糖药通过刺激胰岛 β 细胞产生和释放胰岛素来降糖，长期使用会引起自身胰岛素的分泌枯竭，最终不得不注射胰岛素。

②有些降糖药通过改变肠胃功能、降低食欲、减少糖的吸收、抑制糖类分解来达到降糖的作用，短期服用病人会出现厌食、腹泻等情况，长期服用会造成病人胃肠无法逆转的病变，甚至造成肝肾功能严重损伤。

③药物搭配保健品可弥补药物作用的不足之处，从而避免因病程的延续而加大药物量的情况。

④蜂胶软胶囊起到辅助降糖的作用，从而减少用药量，同时减少药物副作用。

第三节　营养与高血压

高血压是指以体循环动脉血压增高为主,常伴有心、脑、肾、视网膜功能性或器质性改变的全身性疾病。1998 年 10 月,WHO—ISH 治疗指导委员会确定,原则上采用美国高血压检测,评价和治疗委员会第 6 次报告(JNC VI)所提出的高血压定义和分类方案。这一新的定义将高血压下限定为收缩压 140 mmHg和舒张压 90 mmHg。

根据发生心血管风险的水平,高血压患者可分为四个层次:低危、中危、高危和极高危。

高血压可分为原发性和继发性两类。病因尚未完全阐明的高血压称为原发性高血压,约占 90%,其余由某些疾病引起的血压升高称为继发性高血压。

一、高血压的危险因素

原发性高血压是一种常见病、多发病。1991 年我国曾对>15岁的 95 万人进行调查,发现高血压患病率为 11.88%,其中确诊6.62%,临界高血压 5.26%。2004 年中国居民营养与健康状况调查显示,我国 18 岁及以上居民高血压患病率为 18.8%,与 1991年相比患病率上升 31%;农村高血压患病率上升迅速,城乡差距已不明显;人群高血压的知晓率、治疗率和控制率仅分别为 30.2%、24.7%和 6.1%,仍处于较低水平。

人类平均血压及高血压患病率有随年龄增长而上升的趋势。一般从 40 岁开始高血压明显增多,在年幼时血压已偏高者中这一趋势更为明显。我国平均血压和高血压发病率还呈现北方地区高于南方地区的现象。

人体血压由心输出量和外周阻力两方面决定,任何影响心输出量和外周阻力的因素都可影响血压。除遗传因素和精神紧张外,一些膳食与营养因素被认为与高血压有密切关系,如高能量摄入导致的肥胖、钠盐、饮酒、某些矿物质等。

二、营养因素对高血压的影响

(一)钠、钾、钙、镁和微量元素

早在40年代就有研究者用膳食调配的方法治疗人类高血压。这种膳食主要由米饭和水果组成,其特点是低钠、高钾、低脂肪、低能量。70年代的大量流行病学研究揭示了食盐摄入量和高血压发病率之间的正相关关系。如美国阿拉斯加州的因纽特人每日食盐摄入量低于 4 g,几乎没有高血压患者。而日本北部居民平均每日食盐摄入量 26 g,高血压发病率高达 38%,其中 1/2 死于脑卒中(中风)。

临床上限制钠盐摄入量或使用排钠利尿剂,可使高血压患者血压下降。有研究表明,将高血压病人的钠摄入量限制在每日 50 mg 当量(相当于 28 g 食盐),持续 1 年后,这些病人的血压都有下降,其效果与药物治疗相似。不少轻度高血压患者只需中度限制食盐摄入,即可使其血压降至正常范围。

钠摄入过多不仅可使体内水分潴留,循环血量增加,而且可能通过下丘脑使交感神经活动增强,从而使外周血管阻力及心输出量增加,最后导致血压升高。人们对钠的敏感性是有差异的。

有些人对低钠饮食的反应比较敏感,而另一些则不敏感。尽管1987年已发现血清结合珠蛋白 HP 的遗传表现型是与人类盐敏感性有关联的生物标记,但目前尚无理想的方法来测定个体对盐的敏感性。幸好人体钠的生理需要量很低,适度限钠并无已知的坏处,而对盐敏感的病人则是有益的。

与钠升高血压的作用相反,钾却有降低血压的作用。无论是动物实验还是流行病学研究都发现钾的摄入量与高血压呈负相关,即钾的摄入量较高时高血压发病率较低。低钠高钾膳食的降压作用更为明显,高钠高钾膳食也可使血压有所下降,提示钾盐可缓解高钠的不良影响,有利血压的下降。这可能与钾能激活钠泵,促进钠的排出,以及减弱交感神经活动有关。

据调查,高血压患者钙、镁的摄入量明显低于血压正常者,饮用软水地区人群的高血压发病率也高于硬水地区。所谓硬水就是钙、镁等矿物质含量较高的水。此外,不饮牛奶的人高血压发病率明显高于饮用牛奶者,这首先使人想到牛奶是钙的最好来源。关于膳食钙对血压的影响,目前还有争议,但多数研究者认为低钙是高血压的危险因素。美国全国健康和膳食调查结果显示,每日钙摄入量低于 300 mg 者与摄入量为 1 200 mg 者相比,高血压危险性高 2~3 倍。一项以青年人为对象的研究表明,补充钙每日 1 g,可使高血压患者的血压降低。此外,临床上给予镁盐制剂可使血压下降。

微量元素锌则有拮抗镉的作用。美国人肾脏中的 Zn/Cd 比值为 1.5,而非洲人比值为 6。美国人的高血压发病率大大高于非洲人。精制食物如精白面粉、蔗糖、精制油等 Zn/Cd 比值较低。

（二）脂肪酸

研究表明,增加多不饱和脂肪酸的摄入和减少饱和脂肪酸的摄入都有利于降低血压。多不饱和脂肪酸的降压机制可能在于其衍生的类二十烷酸能调节体内的水盐代谢和血管舒缩,从而影响血压的变化。还有研究发现,增加单不饱和脂肪酸的摄入量也可使血压下降,如居住在地中海沿岸的人群,经常食用主要含油酸的橄榄油,他们的高血压发病率就较低。$\omega-3$ 不饱和脂肪酸的作用近年来受到广泛关注。实验研究表明,富含 $\omega-3$ 不饱和脂肪酸的鱼油可抑制血浆肾素活性,而大多数临床干预实验已显示鱼油有降压作用。

（三）氨基酸

目前认为,膳食蛋白质中含硫氨基酸如蛋氨酸、半胱氨酸含量较高时高血压和脑卒中的发病率较低。牛磺酸是含硫氨基酸的代谢产物,已发现它对自发性高血压大鼠(SHR)和高血压患者均有降压作用。也有少数研究提示色氨酸和酪氨酸有调节血压的作用。

（四）乙醇

适量饮酒可能对减少冠心病的危险性有利,但不管饮酒多少,对于高血压却具不利作用。据估计,美国约有 10％ 的高血压是由于过量摄入乙醇造成的,尤其是中年男子。有研究显示,平均每天饮酒量相当于纯乙醇 50g 左右,即可引起舒张压和收缩压的升高。现有研究已证实,即使少量乙醇也有升高血压的作用。

三、高血压的营养防治

控制体重、限制钠盐摄入量和限制饮酒已被专家建议作为高血压的非药物治疗措施。这 3 项都与营养和饮食控制有关，现已成为治疗轻度高血压的首选方法，也是各种药物治疗的基础。原发性高血压的营养防治原则是：低钠盐、低能量、低饱和脂肪酸，增加钾、镁、钙和优质蛋白的摄入和限制饮酒。

（一）限制钠的摄入量

钠是人体必需的常量元素。代谢研究发现，健康成人钠的需要量仅为每日 200 mg，相当于 0.5 g 食盐。世界卫生组织建议的食盐摄入量上限为 6 g/d。而我国人民食盐的摄入量较高，平均在 15 g/d 左右。因此应广泛宣传低钠饮食的重要性，从小培养少盐、清淡的饮食习惯，减少食盐的摄入量。轻度高血压患者的食盐摄入量应低于 5 g/d，中重度高血压患者应低于 3 g/d。严重的高血压或有重要脏器并发症或合并冠心病和糖尿病者，应同时给予药物治疗。

由于每日天然食物中已含钠盐约 2g，过分限盐常难以持久。此外，酱油一般含食盐 20%，5 ml 酱油可折算为 1 g 食盐。盐腌食物如咸菜、咸蛋、咸肉、榨菜等也应尽量少吃。味精（谷氨酸钠）、小苏打（碳酸氢钠）也含有钠盐。

（二）限制能量摄入量，控制体重

有人发现在 40～60 岁男性中，肥胖者的高血压患病率为正常体重者的 1.9 倍。而减肥可使高血压发生率减少 28%～48%。

限制能量摄入是控制体重的主要膳食措施。尤其应限制饱和脂肪酸提供的能量。高血压患者脂肪摄入量应控制在总能量的 25% 或更低,其中饱和脂肪酸、单不饱和脂肪酸和多不饱和脂肪酸为 1:1:1。肥胖者应进一步限制能量摄入量以减轻体重,但不应急于求成或盲目进行,最好有医务人员的指导。

(三)增加钾、镁、钙和优质蛋白的摄入

膳食中钾主要来源于蔬菜、水果和豆类。高钾低钠的食物有黄豆、赤豆、绿豆、毛豆、蚕豆、豌豆,各种水果以及马铃薯、冬瓜、大白菜、卷心菜、山药等浅色蔬菜。深色蔬菜也含有丰富的钾,但钠含量较高。各种豆类和蔬菜也是膳食中镁的良好来源,而奶类是钙的良好来源。中国膳食中除钠盐较多外,钾和钙的摄入量普遍低于西方国家。从尿镁排出量推测,镁的摄入量也不充足。因此,增加蔬菜、水果、豆类和奶类的摄入量可增强低钠饮食的降压效果。

鱼类蛋白富含蛋氨酸和牛磺酸,可降低高血压和脑卒中的发病率,鱼油还富含 $\omega-3$ 不饱和脂肪酸。大豆蛋白也有预防脑卒中发生的作用,故高血压患者可多吃鱼类和大豆及其制品,以增加优质蛋白和不饱和脂肪酸的摄入。

(四)限制饮酒量

长期大量饮酒者的血压常高于不饮酒者或少量饮酒者,且未发现少量饮酒对高血压有任何益处。故高血压患者每日饮酒量应限制在相当于 25 g 乙醇以下,最好不要饮酒。而茶叶有一定的利尿和降压作用,可适当饮用。

第四节　营养与脂肪肝

脂肪肝是一种多病因引起肝细胞内脂质蓄积过多的病理状态。正常肝脏含脂量 2%～4%,当肝内蓄积脂肪含量超过肝湿重的 5%～10%,或组织学上见肝组织的 1/3 以上肝细胞脂变时即称为脂肪肝。随着生活水平的提高和饮食结构的变化,脂肪肝的发病率在我国明显上升,脂肪肝正严重威胁我国居民的健康,成为仅次于病毒性肝炎的第二大肝病,已被公认为隐蔽性肝硬化的常见原因。

脂肪肝多发于肥胖者、过量饮酒者、高脂饮食者、少动者,慢性肝病患者及中老年内分泌失调患者,其中肥胖、过量饮酒、糖尿病是脂肪肝的三大主要病因。

脂肪肝的临床表现多样,病人多无自觉症状,而多数患者较胖。轻度脂肪肝有的仅有疲乏感,中重度脂肪肝有类似慢性肝炎的表现,可有食欲不振、疲倦乏力、腹胀、嗳气、恶心、呕吐、体重减轻、肝区或右上腹胀满隐痛等感觉。

脂肪肝患者的饮食调理原则为控制总热量,限制脂类,减少糖类,补充维生素、矿物质、膳食纤维。

一、脂肪肝的形成原因

导致脂肪肝的病因有很多,医学上根据其是否与过量饮酒有关,分为非酒精性脂肪肝和酒精性脂肪肝。

导致非酒精性脂肪肝的危险因素很多,主要包括肥胖、高血脂、高血压、糖尿病、高脂肪高热量的饮食结构、多坐少动的生活方式,以及病毒性肝炎等。

(1)长期酗酒。酒精是损害肝脏的第一杀手。这是因为酒精进入人体后,主要在肝脏进行分解代谢酒精使肝细胞对脂肪酸的分解和代谢发生障碍,引起肝内脂肪沉积而造成脂肪饮酒越多,脂肪肝也就越严重,还可进一步引起肝硬化。

(2)营养过剩。长期摄入过多的产能营养素,过剩的能量在体内便转化为脂肪储存起来,导致肥胖、高血脂和脂肪肝。

(3)营养不良。众所周知,肥胖者容易得脂肪肝,但并不意味着瘦人就不会得脂肪肝。临床上也常发现有的人很瘦却也患有脂肪肝。这是由于长期营养不良,缺少蛋白质和维生素,导致低蛋白血症,肝内脂类不能得到顺利转运而在肝内堆积,从而引起营养缺乏性脂肪肝。

(4)糖尿病、肝炎、甲亢、重度贫血等慢性疾病。糖尿病患者由于胰岛素绝对或相对不足,身体对葡萄糖的利用减少,最终造成肝内三大营养素代谢紊乱,从而引起脂肪肝。

(5)药物性肝损害。有数十种药物与脂肪肝有关,如四环素、阿司匹林、糖皮质类固醇、合成雌激素、胺碘酮、硝苯地平、某些抗肿瘤药物等。

(6)高脂血症。高脂血症与脂肪肝关系密切,其中以高 TG(甘油三酯)血症关系最为密切。

此外,妊娠、遗传或精神、心理与社会因素等也与脂肪肝发生有关系。

二、脂肪肝人群的饮食调控

脂肪肝患者的饮食调理,总的原则为控制总热量,限制脂类,减少糖类,补充维生素、矿物质、膳食纤维。

(1)保持每日食物的多样性。脂肪肝患者应该增加而不是减少每日食物种类。每日人体需要的营养素超过 40 种,各种食物所含的营养成分不完全相同,除母乳外,任何一种天然食物都不能提供人体所需的全部营养素,靠一种或简单的几种食物根本不能满足脂肪肝患者的营养需要。因此按照合理比例,广泛摄入各类食物,包括谷类、动物性食物、蔬菜和水果、豆类制品、奶类制品和油脂,才能满足人体各种营养需要。

(2)谷类是每日饮食的基础。对脂肪肝患者而言,谷类应是每日能量的主要来源,应成为其每日膳食的基础。在谷类食物中,应提倡选用部分粗杂粮。

(3)适量进食动物性食物,每周进食 2~3 次海鱼。动物性食物是优质蛋白质、脂溶性维生素和矿物质的良好来源。适量进食动物性食物,不仅不会导致脂肪肝及其他慢性疾病的发生或加重,相反,动物性蛋白质的氨基酸模式更适合人体需要;同时鱼类(特别是海产鱼)所含的不饱和脂肪酸较多,在预防慢性疾病方面有独到的作用。因此,每日进食 50~100g 瘦肉(禁用肥肉和荤油),每周进食 2~3 次鱼(特别是海鱼)对防治脂肪肝是有用的。

(4)每日进食 100s 豆类及其制品。大豆的蛋白质含量高达30％~40％,而且富含人体需要的 9 种必需氨基酸,是植物性食物中唯一可与动物性食物相媲美的高蛋白食物。大豆卵磷脂有促进肝中脂肪代谢,防止脂肪肝形成的作用;它所含有的植物固醇不被人体吸收,而且能够抑制动物胆固醇的吸收;大豆异黄酮具有很强的降脂、防癌、预防骨质疏松的作用,这对于脂肪肝患者来说都是必需的。

(5)每日吃 500g 蔬菜和 2 个水果。蔬菜和水果含有丰富的维生素、矿物质、膳食纤维和天然抗氧化物。建议在食物多样化原则的指导下,多选用红、黄、深绿的蔬菜和水果,因为它们是胡萝卜素、维生素 B_2、维生素 C 等的重要来源。为预防脂肪肝的发生,每日进食 500g 蔬菜(正餐)和 2 个水果(加餐)是必需的。应注意的是,水果一般宜作为加餐食用,也就是在两次正餐中间(如上午 10 点或下午 3 点),不提倡在餐前或餐后立即吃水果。

(6)控制能量摄入。对于脂肪肝患者来说能量供给不宜过高。从事轻度活动的脂肪肝病人每日供给能量 30～35kcal/kg,以防止发胖并避免脂肪堆积。对于肥胖或超重者,每日摄入 20～25kcal/kg 的能量即可,以控制或减轻体重。

(7)适当提高蛋白质摄入量。可按 1.5～1.8g/(kg.d)摄取,以及时补充体内蛋白质消耗,利于肝细胞的修复和再生。此外,保持氨基酸的平衡很重要,蛋白质中蛋氨酸、胱氨酸、色氨酸、苏氨酸和赖氨酸等均有抗脂肪肝作用。

(8)减少糖类摄入。过多的糖类可转变为脂肪,导致肥胖,使肝内脂肪堆积。注意少食精制糖类、蜂蜜、果汁、果酱、蜜饯等甜食和甜点心。

(9)控制脂肪和胆固醇。植物油不含胆固醇,所含谷固醇或豆固醇和必需脂肪酸有较好的趋脂作用,可阻止或消除肝细胞的脂肪变性。对于脂肪肝患者来说,全日食物和烹调油所供给脂肪总量不宜超过 40g,对于胆固醇含量高的食物应适量控制。

(10)每日补充膳食纤维。足够的膳食纤维摄入既有利于代谢废物的排出,也有利于调节血脂和血糖水平。

饮食应注意粗细搭配。每日应在膳食中添加燕麦片、荞麦等粗粮,以及富含膳食纤维的海带、魔芋和新鲜蔬菜、水果等食物。用部分粗粮替代精细米面,粗粮与细粮的适宜配比为 $1/3\sim2/5$。每日膳食中也可添加红豆、绿豆等豆类食物。

(11)适量采用橄榄油。橄榄油中单不饱和脂肪酸的含量高达 83%,还含有对心血管健康有益的角鲨烯、谷固醇、维生素 A 原和维生素 E 等成分。对于脂肪肝患者,适量食用橄榄油可起到降低血脂的作用。

(12)禁止饮酒。脂肪肝患者需要禁酒。

三、脂肪肝患者的食物选择

1.可用食物

米、面、杂粮(主食类);乳类及其制品;蛋类及其制品;各类蔬菜、水果;大豆及其制品;魔芋、山药、芋头等及其制品;海产品(特别是海鱼瘦肉、去皮的禽肉、鸡肉、鸭肉等);植物油(特别是橄榄油、茶油等)及坚果类。

2.忌(少)用食物

肥肉,禽肉皮,各类加工肉制品(火腿肠等),鱿鱼、带鱼、鱼籽;动物内脏;蛋黄;动物油脂类;各种酱菜、腌制食品类;各类煎炸食品;各种奶油类食品等。

脂肪肝的常见误区

(1)"脂肪肝是小毛病,不用管。"很多人都认为脂肪肝不像病毒性肝炎等其他肝病那么严重,不用大惊小怪。这种观念是非常片面和有害的。脂肪肝里面的一个类型——脂肪性肝炎,它的危害性并不比病毒性肝炎小。就是单纯性脂肪肝,仍有 $1\%\sim2\%$ 的患者可以发展为肝硬化,而一旦发展为肝硬化,就不可逆转了。

（2）"脂肪肝是一个孤立的病。"而事实上,脂肪肝往往与糖尿病、高血压、高血脂、痛风等代谢性疾病相伴而行。如果患了脂肪肝,等于是敲了一个警钟,就要排查一下有没有其他一些状况,如果有就要采取措施,及时干预。

"脂肪肝通过药物治疗就可以了。"一部分人比较迷信药物,或者是他们根据其他疾病的治疗经验,认为脂肪肝只要吃药就行了,或者一些经济条件比较好的人认为一些价格昂贵的补品,比如深海鱼油等,对脂肪肝有奇效。这些观点也是不对的,无论什么情况都要牢记对不良生活方式的调整才是治疗脂肪肝这种疾病的根本。

第五节 营养与痛风

痛风(gout)是由于嘌呤代谢障碍及(或)尿酸排泄减少,其代谢产物尿酸在血液中积聚,当血浆尿酸超过饱和限度时以尿酸盐的形式结晶析出而引起组织损伤的一组疾病。痛风的生化标志是高尿酸血症,但仅 10%高尿酸血症会发展为临床痛风;其转变机制尚不明确。因此,高尿酸血症并不等于痛风。痛风可分为原发性和继发性,原发性痛风由先天性或特发性嘌呤代谢紊乱引起,继发性痛风由慢性肾脏病、血液病、内分泌疾病和食物、药物引起。两者临床特点是高尿酸血症、特征性急性关节炎反复发作,痛风石形成。当病情迁延则表现为慢性痛风性关节炎、严重者可导致关节活动障碍和畸形,累及肾脏则引起间质性肾炎,尿酸性肾结石。

在欧美地区高尿酸血症患病率为 2% ～18%,痛风患病率为 0.2% ～1.7%。在我国,以往一直认为痛风比较少见。近年来,随着我国经济发展,生活方式和饮食结构发生改变,我国高尿酸血症及痛风的患病率直线上升:有资料显示我国 20 岁以上人群 2.4%～5.7%血尿酸过高。血尿酸过高患者如不注意控制饮食,5% ～12%可发展成痛风。预计今后我国痛风的发病人数还会快速增加。

一、发病机制及病因

血清尿酸值增高是痛风发生的重要机制(图 5-1),人体尿酸有两个来源:从富含嘌呤或核蛋白食物来的属外源性,约占体内总尿酸的 20%;由体内氨基酸,核苷酸及其他小分子化合物合成和核酸代谢而来的为内源性,约占 80% ,尿酸主要通过肾脏和肠道排出。

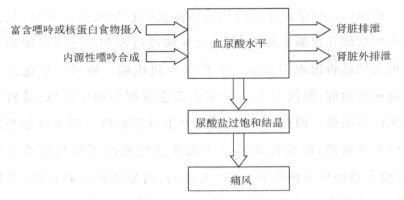

图 5-1　痛风发生的机制

　　正常人每天产生的尿酸生成速率与排出率相当,血尿酸值保持稳定,正常人体尿酸池平均为 1200mg 状态,如嘌呤合成代谢增高及(或)尿酸排泄减少可导致血清尿酸水平增高,尿酸是一种弱酸,pHa5.75 ,在正常生理状态下,约 98% 的尿酸以尿酸钠的形式存在。在体温 37℃ ,pH7.4 的生理状态下,正常人血液中尿酸钠的饱和度上限约为 0.38mmol/L(64mg/L),当血尿酸浓度超过饱和度上限时,易导致尿酸盐过饱和结晶析出,继而引发痛风。

　　原发性高尿酸血症和痛风患者中 90% 是出于尿酸的清除能力明显低于正常人,尿酸生成一般正常,其机制与肾脏滤过减少,肾小管分泌减少及重吸收增加有关,可见于多囊肾、肾炎、铅中毒肾损害。能量摄入过多,如蛋白质、糖、脂肪甚至酒精摄入过多也可导致嘌呤代谢紊乱,尿酸排出减少。

（一）遗传因素

痛风有家族性发病倾向，原发性痛风是常染色体显性遗传，原发性痛风患者中，约 10% ～25% 有痛风家族史，而痛风患者近亲中发现有 15% ～25% 患高尿酸血症。高尿酸血症的遗传可能为多基因的。多种因素，如种族、年龄、性别、饮食及肾功能等，均可影响痛风遗传的表现形式。目前已发现有两种先天性嘌呤代谢异常症是性染色体连锁的遗传，即次黄嘌呤、鸟嘌呤磷酸核苷转移酶（HGPRT）缺乏型，5-磷酸核糖-1-焦酸合成酶活性过高型，女性为携带者，男性发病，但这在原发性痛风中仅占 1% ～2%。为数极少。

（二）环境因素

痛风虽与遗传有一定关系，但大部分病例没有遗传史，凡使嘌呤合成代谢或尿酸生成增加，及（或）使尿酸排泄减少的缺陷、疾病或药物，均可导致高尿酸血症。例如：高嘌呤饮食、酒精、饥饿；疾病如肥胖、高血压病、慢性肾衰、糖尿病酸中毒；药物如利尿剂，小剂量水杨酸滥用泻药等。原发性高尿酸血症和痛风患者中 90% 是由于尿酸排泄减少，尿酸生成一般正常，患者的肾功能其他方面均正常，尿酸排泄减少主要是由于肾小管分泌尿酸减少所致，肾小管重吸收增加亦可能参与。常见的诱发因素有：激烈肌肉运动、酗酒、缺氧、外科手术、放疗化疗、受凉、减体重过快、间断性饥饿减体重等，是由于 ATP 加速分解，其代谢产物及次黄嘌呤，黄嘌呤和尿酸明显增加所致。继发性高尿酸血症和痛风的发病因素有、继发于其他先天性代谢紊乱疾病，如糖原累积病。

二、临床表现

约 95% 的男性初次发作年龄一般在 40 岁以后,女性患者大多出现在绝经期后,按照痛风的自然病程可分为:①无症状性高尿酸血症期;②急性期;③间歇期;④慢性期。

(一)无症状性高尿酸血症期

正常人血液中尿酸钠的饱和度上限,在体温 37℃,血 pH7.4 时,约为 0.38mmol/L (64mg/L)。女性高于 0.36mmoL/L (60mg/L),男性高于 0.42mmol/L(70mg/L)为高尿酸血症。无症状高尿酸血症是指血清尿酸水平升高,但不出现临床症状或症状不典型,有些无症状高尿酸血症可持续终生未查明原因,称之为特发性高尿酸血症。但随着血清尿酸浓度的增高,发展成为痛风的趋势就越高。

(二)急性期

急性痛风性关节炎是痛风最常见的首发症状,发病前可无任何征兆,骤然起病。常见的诱发因素有酗酒,过度疲劳、受凉、关节局部损伤等,通常第一次发作是在夜间,约 85% ～90% 是单关节受累,最常侵犯的部位是第一跖趾关节。在几小时之内,受累关节变得热、暗红、肿胀、刀割或咬噬样疼痛,疼痛高峰可持续 24 ～48h,病程持续时间可在数小时或数日不等。未经治疗的症状有自限性,症状消退时,关节部位有脱屑、肤色变暗。少数患者并不具备典型发作症状,其症状较轻,1～2d 即消失。如急性发作治疗不当,关节炎可迁延不愈或转移到其他关节。

（三）间歇期

两次急性痛风性关节炎发作之间是间歇期，多数患者在初次发作后出现1～2年的间歇期，但间歇期长短差异很大，一般情况下，未经有效治疗的病例，发作频率增加，间歇期缩短，症状加剧，炎症持续时间延长，受累关节数日增加，有部分患者第一次发作直接进入亚急性期和慢性期而没有间歇期。

（四）慢性期

尿酸盐反复沉积使局部组织发生慢性异物样反应，沉积物周围被单核细胞、上皮细胞、巨噬细胞包绕，纤维组织增生形成结节，称为痛风石。痛风石多在起病10年后出现，是病程进入慢性的标志，可见于关节内、关节周围，皮下组织及内脏器官等。典型部位在耳郭，也常见于足趾、手指、腕、踝、肘等义节周围，隆起于皮下，外观为芝麻大到鸡蛋大的黄白色赘生物，表面菲薄，破溃后排出白色粉末状或糊状物，经久不愈，但较少继发感染。

（五）痛风的肾脏病变

体内尿酸主要是由肾脏排泄，当嘌呤代谢紊乱，尿酸生成过多，出现高尿酸血症时，尿酸盐在肾脏内沉积可引起肾脏的病变。20%左右的痛风病人有慢性进展性肾脏病，这种肾病与病程的长短及治疗控制的好坏有直接关系。临床表现有腰痛、浮肿、高血压，轻度蛋白尿、尿呈酸性或血尿等，晚期可出现氮质血症及尿毒症。如早期诊断并治疗恰当，肾脏病变可减轻或停止发展，区别于其他病因引起的不可逆的肾脏病变。

（六）肾结石

尿酸肾结石是由于尿酸结晶沉积在肾及尿路,形成泥沙样、砂砾状或大的结石。原发性痛风患者中约 20% 有尿酸结石,男性较女性多见。肾结石的症状因结石的大小、形状、部位而异,其主要表现为疼痛,约 40% ～50% 患者有腰及上腹部间歇发作性疼痛,当结石进入肾盂输尿管连接处或输尿管时,引起剧烈蠕动,促使肾结石排出而可能出现绞痛,绞痛突然发作时,可出现面色苍白、出冷汗、虚脱等。肾结石疼痛时,常伴有肉眼或镜下血尿,有的并发尿路感染。

三、痛风的营养治疗与预防

痛风患者营养治疗目的是通过限制减少外源性的核蛋白,降低血尿酸水平并增加尿酸的排出,防止痛风的急性发作,减少药物用量。

（一）膳食营养目标

管理目标保持适宜体重,避免超重或肥胖;避免高嘌呤食物,减少尿酸形成;多用素食为主的碱性食物,促进尿酸排出;保证液体摄入量充足,促进尿酸排出,预防尿酸肾结石;避免饮酒及乙醇饮料;建立良好的饮食习惯,忌暴饮暴食,以免诱发痛风性关节炎急性发作。

1.限制总能量

每日每千克理想体重给予能量 20 ～25kcal ,维持健康体重。肥胖的痛风患者,在缓慢稳定降低体重后,不仅血尿酸水平下降,尿酸清除率和尿酸转换率也会升高,并可减少痛风急性发作。

2.限制高嘌呤食物

一般人日常膳食摄入嘌呤为 600 ～1000mg,在急性期,嘌呤摄入量应控制在 150mg/d 以内,对于尽快终止急性痛风性关节炎发作,加强药物疗效均是有利的。在急性发作期,宜选用第一类含嘌呤少的食物,以牛奶及其制品、蛋类、蔬菜,水果、细粮为主。在缓解期,可增选含嘌呤中等量的第二类食物,但应适量,如肉类消费每日不超过 120g,尤其不要在一餐中进肉食过多。不论在急性或缓解期,均应避免含嘌呤高的第三类食物,如动物内脏、沙丁鱼、凤尾鱼、小鱼干、牡蛎、蛤蜊、浓肉汁、浓鸡汤及鱼汤、火锅汤等。

3.减少油脂

高脂肪可影响尿酸排出体外,脂肪也是高能量的营养素,进食过多的油脂易使热量过高,导致肥胖。脂肪供能比<30％,全日脂肪包括食物中的脂肪及烹调油在 50g 以内。应避免食用肥肉,猪牛羊油和肥禽,烹调时应少用油。

4.保证碳水化合物

摄入充足的碳水化合物可防止组织分解及产生酮体。可选择精白米、精白面粉、各种淀粉制品、精白面包、饼干、馒头、面条等,在供能比的范围内不限制食用量。

5.建立良好的饮食习惯

暴饮暴食,或一餐中进食大量肉类常是痛风性关节炎急性发作的诱因。要规律进餐,或少食多餐。

6.多用素食为主的碱性食物

食物含有较多的钠、钾、钙、镁等元素,在体内氧化生成碱性离子,故称为碱性食物。属于此类的食物有各种蔬菜、水果、鲜果汁、马铃薯、甘薯、海藻、紫菜、海带等,增加碱性食物的摄入量,使尿液 pH 值升高,有利于尿酸盐的溶解,西瓜与冬瓜不但属碱性食物且有利尿作用,对痛风治疗有利。

7.保证液体摄入量充足

液体摄入量充足有利于尿酸排出,预防尿酸肾结石,延缓肾脏进行性损害,每日应饮水 2000mL 以上,约 8～10 杯,伴有肾结石者最好能达到 3000mL,为了防止夜尿浓缩,夜间亦应补充水分。饮料以普通开水,淡茶水,矿泉水,鲜果汁,菜汁,豆浆等为宜。

8.避免饮酒及乙醇饮料

乙醇代谢使血乳酸浓度升高,乳酸可抑制肾小管分泌尿酸,使肾排泄尿酸降低。酗酒如与饥饿同时存在,常是痛风急性发作的诱因。饮酒过多,产生大量乙酰辅酶 A ,使脂肪酸合成增加,使甘油三酯进一步升高。啤酒本身含大量嘌呤,可是血尿酸浓度增加,故痛风患者应禁酒。

9.注意药物与营养素之间的关系

痛风病人不宜使用降低尿酸排泄的药物,其中包括与营养有关的尼克酸等,故除满足 DRIs 需要外,不宜长期大量补充这些维生素。在营养与药物相互关系上,用秋水仙碱、丙磺舒等,避免摄入大剂量维生素 C,反之,用吲哚美辛、保泰松、萘普生抗炎药物时,因它们能降低维生素 C 水平,故应保证食物中有充足的维生素 C。长期使用抑制尿酸生成的别嘌呤醇,必要时要补充铁。

10.注意烹调方法

少用刺激性调味品,肉类煮后弃汤可减少嘌呤量,清淡少盐。

（二）食物的选择

食物按嘌呤含量分为三类。即含嘌呤较少、较高和不能食用的食物,可在选择食物时参考,选择时可不必计较其绝对嘌呤含量。

1.宜食用食物

含嘌呤较少,100g 含量＜ 50mg。

（1）谷薯类：大米、米粉、小米、糯米、大麦、小麦、荞麦、富强粉、面粉、通心粉、挂面、面条、面包、馒头、麦片、白薯、马铃薯、芋头。

（2）蔬菜类：白菜、卷心菜、芥菜、芹菜、青菜叶、空心菜、芥蓝菜、茼蒿菜、韭菜、黄瓜、苦瓜、冬瓜、南瓜、丝瓜、西葫芦、菜花、茄子、豆芽菜、青椒、萝卜、胡萝卜、洋葱、番茄、莴苣、泡菜、咸菜、葱、姜、蒜头、荸荠。

（3）水果类：橙、橘、苹果、梨、桃、西瓜、哈密瓜、香蕉、苹果汁、果冻、果干、糖、糖浆、果酱。

（4）乳类：鸡蛋、鸭蛋、皮蛋、牛奶、奶粉、起司、酸奶、炼乳。

（5）硬果及其他：瓜子、杏仁、栗子、莲子、花生、核桃仁、花生酱、枸杞、茶、咖啡、碳酸氢钠、巧克力、可可、油脂（在限量中使用）、猪血、猪皮、海参、海蜇皮、海藻、红枣、葡萄干、木耳、蜂蜜。

2.可适量食用食物

以下食物含嘌呤较高,每 100g 含 50 ～ 150mg 嘌呤。应限量使用,每周 2～4 次,每次不超过 100g。

（1）豆类和谷胚糠：米糠、麦麸、麦胚粗粮、绿豆、红豆、花豆、豌豆、菜豆 、豆腐干、豆腐、青豆、豌豆、黑豆。

（2）肉类：猪肉、牛肉、小牛肉、羊肉、鸡肉、兔肉、鸭、鹅、鸽、火鸡、火腿、牛舌。

（3）海产类：鳝鱼、鳞鱼、鲤鱼、草鱼、鲑鱼、黑鲳鱼、大比目鱼、鱼丸、虾、龙虾、乌贼、螃蟹。

3.禁食用食物

此类食物嘌呤含量高，每 100g 食物中嘌呤含量达150～1000mg。

（1）动物内脏类：猪肝、牛肝、牛肾、猪小肠、脑、胰脏。

（2）某些鱼类：白带鱼、白鲇鱼、沙丁鱼、凤尾鱼、鲢鱼、鲱鱼、鲭鱼、小鱼干、牡蛎、蛤蜊。

（3）肉汁等：浓肉汁、浓鸡汤及肉汤、火锅汤、酵母粉。

不论在急性或缓解期，膳食基本原则均应避免含嘌呤高的第三类食物，如动物内脏、沙丁鱼、凤尾鱼、小鱼干、牡蛎、蛤、浓肉汁、浓鸡汤及鱼汤、火锅汤等。

缓解期基本原则增选含嘌呤中等量的第二类食物，肉类消费每日不超过120g，尤其不要在一餐中进食肉类过多。

第六节　营养与肥胖

肥胖病是能量摄入超过能量消耗而导致体内脂肪积聚过多达到危害程度的一种慢性代谢性疾病。肥胖目前在全球范围内广泛流行,在欧洲、美国和澳大利亚等发达地区中,肥胖的患病率高,在我国,肥胖人数也日益增多,肥胖已经成为不可忽视的严重威胁国民健康的危险因素。

一、临床评价肥胖病的常用指标

(一)体质指数(BMI)

计算公式:

体质指数(BMI)=现在体重/身高的平方(kg/m²)(5—1)

该指标考虑了身高和体重两个因素,常用来对成人体重过低、体重超重和肥胖进行分类,且不受性别影响,并且简便、实用,但是对于某些特殊人群如运动员等,BMI就不能准确反映超重和肥胖的程度。

(二)腰围(WC)

用来测定腹部脂肪的分布。测量方法是双脚分开 25～30cm,取髂前上棘和第十二肋下缘连线的中点,水平位绕腹一周,皮尺应紧贴软组织,但不压迫,测量值精确到 0.1cm。腰围与身高无关,但与 BMI 和腰臀比紧密相关,是腹内脂肪量和总体脂的一个近似指标。

（三）腰臀比（WHR）

腰臀比测量方法臀部最隆起的部位测得的身体水平周径为臀围,腰围与臀围之比称腰臀比。男性＞0.9 或女性＞0.8 可诊断为中心性肥胖,但其分界值随年龄、性别、人种不同而不同。目前有用腰围代替腰臀比来预测向心性肥胖的倾向。

（四）标准体重

计算公式：
标准体重（kg）＝身高（cm）－105（6－2）

（五）皮肤皱褶厚度

对均匀性肥胖者来说,以皮下脂肪厚度判断的肥胖程度与用BMI 判断的肥胖程度大致相同。测量皮下脂肪厚度可在一定程度上反映身体内的脂肪含量。

（六）其他指标

密度测量法（多采用水下称重法）是多年来测定体脂量的"金标准",需要特殊设备,结果还受到肺残气量、腹腔内气体及体液总量的影响。双能量吸收测量法则包括双能量 X 射线吸收测量法及双光子吸收测量法,其价值与密度测量法相似甚至更好。还有稀释法、体钾测量法、阻抗测量法、传导法、中子激活法等,均可以较精确地推算出体脂量,但这些方法更适用于科研。目前评估内脏脂肪组织较准确的方法还有影像技术,如计算机 X 线断层摄影术（CT）可进行全身脂肪定磁共振显像（MRI）则类似于CT,但

CT 和 MRI 均为非常规方法。而超声波法近年来已得到较多选用,结论尚待进一步总结。

(七)肥胖的判定标准

(1)现在体重与标准体重比,可对肥胖程度进行粗略估计。

体重超过标准体重 10%为超重,超过 20%即认为是肥胖,其中超过 20%～30%为轻度肥胖,30%～50%为中度肥胖,超过 50%为重度肥胖,超过 100%为病态肥胖。

(2)体质指数(BMI)是目前应用较普遍的指标。中国成人判断超重和肥胖的界限值为:

BMI＝18.5～23.9 为正常。

BMI＞24 为超重。

BMI＞28 为肥胖。

(3)WHO 建议腰围标准:男性＞94cm、女＞80cm 作为肥胖的标准。

(4)腰臀比超过 0.9(男)或 0.8(女)可视为中心性肥胖。

(5)脂肪含量按体内脂肪的百分量计算,男性＞25%、女性＞30%则可诊断为肥胖病。

二、肥胖的原因

(一)内在因素

1.遗传因素

单纯性肥胖可呈一定的家族倾向。肥胖的父母常有肥胖的子女;父母体重正常者,其子女肥胖的概率约 10%,而父母中 1 人或 2 人均肥胖者,其子女肥胖概率分别增至 50% 和 80%,但未确定遗传方式。对肥胖者收养子女患病情况有类似家庭聚集情况。单卵孪生子女生后分开抚养,成年后肥胖发生率是双卵生肥胖率的 2 倍。遗传因素是肥胖的易发因素,肥胖是多基因遗传、多后天因素的疾病。

2.瘦素

瘦素又称脂肪抑制素,是肥胖基因所编码的蛋白质,是脂肪细胞合成和分泌的一种激素。瘦素对机体能量代谢和肥胖的发生有重要作用。瘦素一方面作用于下丘脑的摄食中枢,产生饱食感而抑制摄食行为;另一方面瘦素广泛作用于肝脏、肾脏、脑组织、脂肪组织等的瘦素受体,使其活跃,增加能量消耗。在肥胖人中有 95% 以上的人存在内源性瘦素缺乏和瘦素抵抗。

3.胰岛素抵抗

胰岛素抵抗表现为高胰岛素血症,使食欲旺盛,进食量大,促进脂肪的合成和积蓄。

4.脂肪组织的变化

脂肪细胞数目的逐渐增多与年龄增长及脂肪堆积程度有关,很多从儿童时期开始肥胖的人,成年后体内脂肪细胞的数目就会明显增多;而缓慢持续的肥胖则既有脂肪细胞的肥大又有脂肪细胞数量的增多,一个肥胖者的全身脂肪细胞可比正常人体脂肪细胞增加 3 倍以上。

人体脂肪组织有白色脂肪组织和褐色脂肪组织之分。白色脂肪组织是一种储能组织,将过剩的能量转化为甘油三酯储存在脂肪细胞,可以无限储存,白色脂肪细胞的大小随储存的脂肪量而变化;褐色脂肪组织是一种产能器官,当未摄食和寒冷环境下,褐色脂肪细胞中的脂肪燃烧功能发挥作用。肥胖人的褐色脂肪组织功能低下。

(二)饮食因素

1.摄食过多

摄食过多又称过食。由于摄取的食物过多,即摄入的能量过剩,在体内,多余的能量则以脂肪的形式储存于脂肪组织,导致体内脂肪的增加。

2.不良的进食习惯

(1)进食能量密度较高食物。食物的能量密度(energy density of food)是近年来推出的用于评价食物供能多少的一个新概念,指平均每克食物摄入后可供能的热卡数。食物的能量密度与食物中各种产能营养素的关系十分密切,脂肪是重要的产能营养素之一,因此脂肪含量较高的食物往往具有较高的能量密度。

(2)不良的进食行为。饮食行为在肥胖病因中的作用近年来已备受关注。肥胖样进食几乎见于绝大多数肥胖患者,其主要特征是:进食时所选择的食物块大,咀嚼少,整个进食速度较快,以及在单位时间内吃的块数明显较多等。在这种方式下不仅进食快而且进食量也大大超过了非肥胖者。影响肥胖者进食的其他行为因素还有:吃甜食频率过多、非饥饿状况下看见食物或看见别人进食也易诱发进食动机、以进食缓解心情压抑或情绪紧张、边看电视边进食以及睡前进食等,这些进食行为的异常均可大大加速肥胖的发生发展。

(3)进餐频繁。在一天之中进餐 2～6 次的人,无论是男性还是女性,进餐次数较少的人发生肥胖的机会和程度高于进餐次数稍多的人。另一个容易致人肥胖的不良习惯是晚上进食,有人称之为"夜食综合征"。在夜间.人的生理节律是副交感神经兴奋性增强,摄入的食物比较容易以脂肪的形式储存起来。

3.其他因素

(1)妊娠期营养因素。妊娠期营养对胎儿的影响主要集中在两个方面,一是对出生体重的影响,二是肥胖母亲与子女肥胖的关系。

妊娠最后三个月和生后第一个月营养较差的母亲,其子女发生肥胖者较少,而妊娠前六个月营养较差的母亲其子女肥胖的发生率则较高,提示胚胎生长发育早期孕母食物摄入量对胎儿生后的营养状态存在较大影响。

(2)人工喂养及其辅食添加。在出生后四周内就喂以固体食物结果将造成儿童 27.71% 超重、16.7% 肥胖。过食、人工喂养、过早添加固体食物的喂养模式均是引起肥胖病的高危因素。

奶中能量较高直接影响着儿童的增重速度,尤其是出生后头六周内喂以高能量奶将使儿童体重急速增加,为日后肥胖发生打下基础。而高渗奶则不但可诱发渴感增加水的摄入,而且还会造成儿童在发育早期便养成进食高渗饮食的习惯。

三、脂肪、碳水化合物与肥胖的关系

在各种膳食因素中,高脂肪、高碳水化合物膳食是肥胖的直接致病因素。越来越多的研究已经相当肯定了它们对肥胖形成的作用。

（一）脂肪与肥胖

大量的流行病研究提示膳食脂肪与肥胖关系密切。无论是发达国家还是发展中国家，随着其国民膳食中脂肪占总能量的产热百分比的增加，其国民的体重和肥胖发生率明显升高。

在饥饿时进食高脂肪膳食会导致进食量尤其是脂肪量的增加。与碳水化合物、蛋白质相比，进食后脂肪的氧化分解要慢得多，而且脂肪还抑制葡萄糖的氧化。高脂肪膳食还有良好的色、香、味以及热能密度高的特点，这些因素往往导致进食过多的高脂肪膳食。

（二）蔗糖与肥胖

高蔗糖膳食可引起高胰岛素血症。胰岛素的作用之一是促进脂肪的合成，胰岛素水平升高可导致体内脂肪积累，包括皮下脂肪和腹腔内脂肪。

四、临床表现

肥胖病本身的症状多为非特异性症状，多数症状与肥胖病的严重程度和年龄有关。主要由机械压力和代谢性紊乱两方面所引起，并导致了许多并发症。

（一）一般表现

1.气喘

气喘是超重者的常见症状和特有主诉，由于肥胖常导致呼吸道机械性压迫，肥胖者往往感觉呼吸困难，同时代谢率升高也使肥胖者需要吸入更多的氧气,排出更多的二氧化碳,因此就像负重行走一样。另外肥胖易导致原有呼吸系统疾病加重、呼吸道感染,特别是手术后感染机会明显增多。

2.关节痛

这是肥胖者最多见的症状。主要是机械性损伤、进行性关节损害及其症状加重引起疼痛。但也有代谢的原因,如脂肪增加所引起的代谢改变。双手的骨关节病多见于超重者,痛风也多见于肥胖患者。

(二)内分泌代谢紊乱

脂肪细胞不仅仅是脂肪库,而且还可作为内分泌细胞,生成某些激素,也可作为许多激素的靶细胞。肥胖者的激素作用模式有所改变,尤其是腹内脂肪过多积聚者。

1.高胰岛素血症状

胰岛素抵抗与肥胖者有关,尤其是腹部脂肪量增加明显者,表现为高胰岛素血症。特定器官或组织的抗胰岛素性不同,可能是造成局部和中心性脂肪堆积的原因。

2.对生殖激素分泌的影响

体脂过多尤其是腹部肥胖与排卵功能障碍、雄性激素过多有关。中度肥胖与多囊卵巢综合征的发生亦有关,肥胖者常伴有月经紊乱。

(三)消化系统的表现

反流性食管炎、脂肪肝、胆囊炎、胆结石是肥胖人群中的高发病。

五、肥胖并发症

(一)肥胖性心肺功能不全综合征(Pichwickian Symdrome)

肥胖还可损伤肺功能和结构的改变。由于腹部与胸部脂肪过度堆积,腹腔内压力增加,横膈抬高,膈肌活动幅度降低,腹式呼吸受阻,胸式呼吸也受到一定限制,造成呼吸效率降低,成为低换气状态,使肺内气体交换减少,血氧浓度降低,二氧化碳浓度增加。呼吸中枢长期处于高二氧化碳分压状态下,对二氧化碳反应降低。这些因素均造成肺泡通气不良、换气受阻、二氧化碳潴留、血氧饱和度下降,出现呼吸性酸中毒、发绀、红细胞增多、意识不清、嗜睡及昏睡等。重度肥胖者呼吸功能不全,使呼吸耗氧增加,加重了缺氧。同时由于胸腔阻力增加,静脉回流受阻,静脉压升高,而出现右心功能不全综合征,如颈静脉怒张、肺动脉高压、肝大、浮肿等。加之肥胖者血液循环量增加、心输出量与心搏量增加,也会加重左心负荷,造成高搏出量心力衰竭,而导致肥胖性心肺功能不全综合征。

(二)睡眠呼吸暂停综合征

该综合征与肥胖病的气喘有关,发病隐匿,有时可能危及生命。该并发症的特点为睡眠中阵发性呼吸暂停,往往由其他人首先发现。下列症状提示可能患该综合征:打鼾、睡眠质量差或出现低氧血症,醒后不能恢复精神。严重时,由于较易发生低氧性心律失常,常可导致患者死亡,有时也会发生低氧性痉挛。

（三）心、血管疾病

肥胖者易患高血压、胆固醇升高和糖耐量降低等，而这些都是心血管病的危险因素。长期的前瞻性研究结果提示，肥胖是心血管疾病发病和死亡的一个重要的独立危险因素，BMI 与心血管疾病发生呈正相关。

（四）糖尿病

肥胖与 2 型糖尿病的危险呈正相关。相关专家对 30～55 岁的妇女观察研究了 14 年，结果发现，肥胖妇女发生糖尿病的危险是正常妇女的 40 多倍。发生糖尿病的危险随 BMI 增加而增加，随体重减轻而下降。

（五）胆囊疾病

肥胖病是胆石症的一个危险因素，肥胖者发生肌石症的危险是非肥胖者的 3～4 倍，而腹部脂肪过多者发生胆石症的危险则更大。发生胆石症的相对危险随 BMI 增加而增加。肥胖者胆汁内胆固醇过饱和、胆囊收缩功能下降是胆石症形成的因素。此外，由于胆石症常伴随胆囊炎，所以急慢性胆囊炎也在肥胖者中多见。急性胰腺炎是可能的并发症。

六、膳食与肥胖的治疗

膳食疗法是肥胖治疗的最基本的方法之一，无论采取其他哪种治疗方法，都必须辅助以膳食疗法；同样地，在实施膳食治疗的同时也必须辅助以运动疗法、行为疗法等其他治疗方法。一般来说,在膳食疗法开始后的 1～2 月,可减重 3～4kg,此后可与运动疗法并用,保持每月减重 1～2kg,这样可获得比较理想的治疗效果。

膳食疗法可分为三种类型。

(一)节食疗法

每天摄入的能量大约在 5020～7530kJ(1200～1800kcal),其中脂肪占总能量 20%、蛋白质 20%～25%、碳水化合物 55%。

(二)低能量疗法

每天摄入的能量大约在 2510～4150kJ(600～1000kcal),脂肪<20%,蛋白质 20%。

两种疗法主要适用于轻、中度肥胖者。肥胖者可根据自己的情况选择其中任何一种治疗方法,但是,最好在医生的指导下进行。

1.控制能量的摄入量

1kg 人体脂肪大约含有 29290kJ(7000kcal)的能量,因此,减轻体重(脂肪)1kg,必须大约减少 29290kJ(7000kcal)的能量摄入。如果每天减少能量摄入 2092～2929kJ(500～700kcal),则大约需要 10～14 天时间,才能实现减掉 1kg 脂肪的目标。一般来说,以在实际操作过程中,一般规定年轻男性每天能量的摄入底限为 6690kJ(1600kcal),年轻女性为 5860kJ(1400kcal)。

全天能量的分配:一日三餐,早餐 30%,午餐 40%,晚餐 30%。开始减肥阶段,为解决饥饿问题,可在午餐或早餐中留相当于 5%能量的食物,约折合主食 25g,在下午加餐。

2.适当的营养素分配比例

(1)供能营养素的能量分配比例：由于限制了能量的摄入，所以要保证必需的营养素供给，才能保证人体正常的生理功能。在减肥过程中，三大供能营养素的分配是至关重要的。

正常平衡膳食的三大营养素分配比例是蛋白质占总热能的12%～15%，脂肪为25%～28%，碳水化合物为60%，而肥胖治疗膳食的三大营养素分配原则是蛋白质占总热能的25%，脂肪占15%，碳水化合物占60%。在蛋白质的选择中，动物性蛋白质可占总蛋白质的50%左右，烹调油应选择橄榄油、茶油、葵花子油、玉米油、花生油、豆油等。

(2)保证维生素和无机盐的供给：因为受摄入的能量限制，所以在膳食减肥时，常常会出现维生素和无机盐摄入不足的问题。容易缺乏的维生素主要有维生素 B_1、维生素 B_2、烟酸等，容易缺乏的无机盐有钙、铁等。为了防止维生素和无机盐缺乏病，在进行膳食治疗的过程中，必须注意合理的食物选择和搭配。新鲜蔬菜、水果、豆类、动物内脏如肝脏、牛奶等是维生素和无机盐的主要来源。另外，在医生的指导下，可以适当服用多种维生素和无机盐制剂。

(3)增加膳食纤维的供给：肥胖患者常有便秘的问题，适当增加膳食纤维的摄入不仅有助于缓解便秘，还可以减少脂肪和糖的吸收。所以提倡食用富含膳食纤维的食物，最好能保证每天的膳食纤维摄入量为30g左右，相当于500～750g绿叶蔬菜和100g粗杂粮中含的膳食纤维。

(4)戒酒：在进行膳食治疗时，最好不要饮酒，酒类主要含有乙醇，而不含其他营养素，1mL乙醇可提供能量 7kcal，因此饮酒常常导致摄入的能量过高而使减肥失败。

3.膳食习惯和行为的改变

纠正不良的膳食习惯是减肥成功的关键之一。肥胖者常见的不良膳食习惯有不吃早餐,而午餐和晚餐特别是晚餐进食过量;爱吃零食、甜食;进餐速度过快等。肥胖者应针对自己的这些不良习惯,提出相应的纠正方法,这对于减肥具有事半功倍的作用。

(三)肥胖的极低能量疗法

极低能量疗法主要适用于重度和恶性肥胖患者,实施极低能量疗法时,通常患者需要住院,在医生的密切观察下进行治疗。

如果因治疗的需要,每天摄入的能量控制在 2510kJ (600kcal)以下则称为极低热量疗法,也称为半饥饿疗法。极低能量疗法不是肥胖膳食治疗的首选方法,而仅仅适用于节食疗法治疗不能奏效的肥胖患者或顽固性肥胖患者,而不适用于生长发育期的儿童、孕妇以及患有重要器官功能障碍的患者。

极低能量疗法的治疗时间通常为 4 周,最长不超过 8 周。严格地说,使用极低能量疗法治疗的患者必须住院,在医生的密切观察下接受治疗,不可在门诊或患者自己在家进行。在实施极低能量疗法之前,需要进行 2~4 周的临床观察,在这期间内确认使用极低能量疗法的必要性、可行性以及健康检查,然后转入极低能量疗法。

根据以往的研究结果,极低热量疗法在一周内男性可减重 1.5~2.0kg,女性可减 1.0~1.5kg,一个月可减 7~10kg。在开始治疗的前 2 周,减重效果比较明显,此后减重的速度逐渐减慢。

在治疗的前 2 周,主要丢失的是水分和瘦体组织,出现负氮平衡;在 3～4 周以后,负氮平衡逐渐恢复。如果在治疗开始后 4 周,氮平衡为负氮平衡,并且前白蛋白、视黄醇结合蛋白在正常值的下限以下,则应考虑停止极低热能疗法。另外如果在治疗过程中,出现进行性的贫血、肝功能异常、严重的电解质紊乱特别是低钙血症、心律不齐等症状,应及早停止极低热能疗法。

极低能量疗法的不良反应有较重的饥饿感、头痛、乏力、恶心、呕吐、腹痛、腹泻、注意力不集中,但是这些症状在治疗开始 1 周以后便逐渐缓解。在极低热能疗法停止以后,不可直接恢复到正常膳食,因为这样会突然加重肾脏负担,造成肾功能损害,另一方面为保证减轻体重以后不迅速反弹,可采用节食疗法继续进行减肥治疗,节食疗法可进行 6～8 周,在此期间体重可有反弹,但不会超过极低能量疗法之前的体重。如果有必要,可再度实施极低能量疗法。极低能量疗法在短期内的减肥效果是很明显的,但是在治疗后的 1～2 年,半数以上的患者出现体重大幅度的反弹,这是极低能量疗法的最大缺点。

七、运动在肥胖治疗中的作用

(一)运动减肥机理

1.运动调节能量平衡

肥胖是长期摄入能量大于消耗能量的结果,是机体强大的调节机制经调节打破体重原来的稳定水平,又达到一个新的稳定状态。仅仅靠调节食物中的营养成分去破坏现在的稳定变化小而且慢。只有减少脂肪储存量,才能激发能量平衡的重新调整,运动的作用就是增加脂肪的氧化和燃烧,从而打破平衡。

2.运动调节体脂肪

运动增加能量消耗,活跃骨骼肌增加对脂肪酸的摄取和氧化。快步行走1小时相当于静坐1小时能量消耗的几十倍,在不增加能量摄入的前提下,运动减少体内脂肪既快又安全。

(1)运动能增加人体对糖和蛋白质的利用,防止多余的糖和蛋白质转化为脂肪,减少脂肪的形成。肌肉运动还使肌肉组织中蛋白质的新陈代谢加强,增强肌细胞的代谢,减少脂肪储存。

(2)神经系统和内分泌系统的兴奋性在运动影响下得以加强,运动促进肾上腺素、去甲肾上腺素的分泌,提高脂蛋白酶的活性,促进脂肪分解利用。

(3)运动能调节酶的活性。如有氧耐力训练可提高骨骼肌中线粒体酶的活性,参与羧酸循环的酶及呼吸链的氧化酶类的活性提高,保持良好的有氧代谢能力,促进糖特别是脂肪等物质的有氧氧化。

(4)运动有助于改善心肌功能,增强血液的运输能力,增强呼吸肌收缩力,加深呼吸,增加肺活量,改善呼吸功能,增强运输氧的能力,有利于多余脂肪的氧化燃烧。

(二)科学有效地进行运动减肥

1.合理的运动频率及时间

每个人运动持续时间与运动强度不同,每周的运动频率也要根据时间情况选择,每周进行4~7次为宜。同时对于肥胖者在运动的强度的选择原则上,运动所消耗的热能应该大于摄入的能量;运动的强度必需要达到合适的刺激强度,一般肥胖者以60%

最大摄氧量的中等强度为宜。

2.运动项目的选择

运动减肥方式多种多样,肥胖者可参加的项目要根据患者的年龄、体力、个人运动习惯、所处的运动环境与条件,以及不同的患者要选择不同的而又合适的运动方式。一般来说,肥胖较重者以散步、下楼梯、平道骑自行车、打羽毛球、跳舞、打太极拳以及轻微的劳动等低强度运动;一般肥胖者,可进行慢跑、上楼梯、登山运动、坡道骑自行车、排球、足球、滑冰等中等强度运动为宜。选择多项目运动为好,这样可以减少对运动的乏味感,增加运动的乐趣。减肥最佳运动的项目是有氧运动,特别是大量肌肉群参与的动力型节律有氧运动。

3.运动时间的选择

一般来说,每次应有 30 分钟以上中等强度的有氧运动。随着运动时间的延长,运动肌摄取利用血糖的量保持上升趋势,但强度不同摄取血糖的高峰时间不同。运动强度低(30%最大摄氧量)时,摄取血糖的高峰出现在 90～180 分钟之间,运动强度较高(60%最大摄氧量)时,摄取血糖的高峰时间出现在 90～120 分钟之间,随后骨骼肌摄取血糖的速率逐渐下降。

第七节　营养与血脂异常

一、血脂异常概述

　　血浆中的脂类包括胆固醇、胆固醇酯、甘油三酯、磷脂和游离脂肪酸等。高脂血症(hyperlipoidemia)是指机体血浆中胆固醇或(和)甘油三酯水平升高,可表现为高胆固醇血症(hypercholesterolemia)、高甘油三酯血症(hypertriglyceridemia),或两者兼有(混合型高脂血症)。由于脂质难溶于水,必须与血浆中的蛋白质结合形成大分子的脂蛋白后,才能在血液中被运输,进入组织进行代谢。胆固醇和甘油三酯在血浆中都以脂蛋白的形式存在,严格地说,高脂血症应称为高脂蛋白血症(hyperlipoproteinemia)。另外,血浆中高密度脂蛋白水平降低也是一种血脂代谢紊乱,并多与胆固醇和甘油三酯水平升高同时存在,故称为血脂异常(dyslipidermia)能更准确、全面地反映血脂代谢紊乱状态。

　　血脂异常分类较为繁杂,简易的临床分型为:高胆固醇血症(仅 TC 增高)、高甘油三酯血症(仅 TG 增高)、混合型高脂血症(TC、TG 均增高)、低高密度脂蛋白血症(HDL－C 降低)。

　　血脂异常是一类较常见的疾病,其发病原因除了人类自身遗传基因缺陷外,主要与饮食因素有关,肥胖、年龄、性别等也是重要因素。

　　主要临床表现:高脂血症病人,由于血浆中脂蛋白水平升高,血液黏稠度增加,血流速度缓慢,血氧饱和度降低,表现为倦怠、易困,肢体末端麻木、感觉障碍、记忆力减退、反应迟钝等。当动脉硬化或原有动脉硬化加重、细小动脉阻塞时,出现相应靶器官功能障碍。

二、血脂异常的危害

目前我国成人血脂异常现患率为 18.6%,估计全国血脂异常现患人数达 1.6 亿人。血脂异常患者中,50%患有高血压,37.5%患有冠心病,超过 30%患有外周动脉疾病。可见,血脂异常已经成为影响我国居民健康的一个重要公共卫生问题。

高胆固醇和高低密度脂蛋白是冠心病和缺血性脑卒中的独立威胁因素之一。其中以低密度脂蛋白胆固醇增高为主要表现的高胆固醇血症是导致动脉粥样硬化性心血管疾病(ASCVD,包括冠心病、缺血性卒中以及外周动脉疾病)最重要的危险因素。

低密度脂蛋白胆固醇(俗称"坏"胆固醇)升高是心肌梗死的"元凶",脑血栓的"帮凶"。因为它会在血管里形成动脉粥样硬化斑块,斑块不断增大,使动脉逐渐狭窄甚至阻塞,引起心绞痛、心肌缺血、脑梗死、脑软化。更可怕的是,这些斑块就像不定时炸弹,会在没有任何先兆时破裂,迅速堵塞血管,引发急性心肌梗死甚至猝死。

胆固醇每降低 1%,冠心病事件发生的危险就降低 2%,被称为"1=2 公式";冠心病、糖尿病、高血压患者的"坏"胆固醇每降低 10%,偏瘫的发生就减少 15.6%。

血脂异常的防治就是要保持血中较低的"坏"胆固醇和甘油三酯水平,保持较高的"好"胆固醇水平。当前,血脂异常的首要治疗目标是降低"坏"胆固醇。

三、控制血脂异常的健康行为

合理饮食和改变不良生活方式不仅是预防血脂异常的根本手段,而且是治疗血脂异常的基础,适用于任何血脂异常患者,必须长期坚持。单纯饮食控制和运动可使胆固醇降低 7％～9％,即使正在服用降胆固醇药物,也应坚持健康饮食和规律运动。有效控制血脂可以有效预防并减少心脑血管疾病的发生。

(1)血脂异常患者膳食指导。

①控制总能量。要求能够保持理想体重或预防体重增加,蛋白质占总能量 15％左右、总脂肪≤30％、碳水化合物≥55％。主食每天 200g(女)、300g (男),以全麦面包、燕麦、糙米、土豆、南瓜为佳,少吃点心,不吃油炸食品。

②减少饱和脂肪酸的摄入。摄入量占总能量不超过 7％,反式脂肪酸＜1％。少吃肥肉,每人每天摄入瘦肉＜100g,烹调油＜25g,不食用棕榈油、猪油、黄油、奶油等,少吃奶油糕点及冰淇淋、雪糕等甜食。

③增加不饱和脂肪酸的摄入。多不饱和脂肪酸为总能量的 8％～10％,单不饱和脂肪酸为总能量的 12％～14％。每周吃 2 次鱼,用橄榄油或茶籽油代替其他烹调油。

④控制胆固醇的摄入。摄入量＜200mg/d。不吃动物内脏,蛋黄每周不超过 2 个,建议用脱脂奶代替全脂奶。

⑤选择能够降低低密度脂蛋白胆固醇的食物。建议摄入植物固醇 2g/d,可溶性纤维素 10～25g/d。每天蔬菜 500g、水果1～2 个,适量豆制品。

(2)改善生活方式。减轻体重,适量运动,每天至少消耗

200kcal 能量。戒烟限酒。

（3）及时就医，遵医嘱服药（如他汀类药物），定期复查。降胆固醇治疗要长期坚持。

四、血脂异常的食物选择

1.宜用食物

（1）富含膳食纤维的蔬菜（如芹菜、韭菜、油菜）、粗粮等。

（2）富含多不饱和脂肪酸的深海鱼类。

（3）乳类及乳制品、豆类及豆制品。

（4）食用油宜选用植物油，如豆油。

（5）若单独补充深海鱼油，应同时加服维生素 E，以防止脂质过氧化。

（6）茶叶，尤其是绿茶，具有明显的降血脂作用，可常食用。

2.忌（少）用食物

（1）动物性油脂（鱼油除外）。

（2）胆固醇含量高的动物内脏（尤其是脑）、蛋黄、鱼籽、蟹籽、蛤贝类等。

参考文献

[1]上海市虹口区营养师协会.营养与健康[M].上海:上海教育出版社,2019.

[2]付兴编著.营养与健康[M].沈阳:辽宁科学技术出版社,2012.

[3]于康编著.营养与健康[M].上海:复旦大学出版社,2011.

[4]苏蕾编.营养与健康[M].北京:中国轻工业出版社,2013.

[5]张雅利,赵琳主编.营养与健康[M].西安:西安交通大学出版社,2018.

[6]胡红梅.运动 营养与健康[M].广州:华南理工大学出版社,2021.

[7]张耀辉,杨与争编著.营养健康新概念[M].北京:化学工业出版社,2016.

[8]陶宁萍,王锡昌主编.食品营养与健康[M].北京:中国轻工业出版社,2015.

[9]于红霞,蔺新英主编.饮食营养与健康[M].北京:中国轻工业出版社,2014.

[10]王永军主编.营养专家谈健康饮食[M].北京:中国轻工业出版社.2010.

[11]夏萌,陈伟编著.健康9元书系列 高血压饮食营养黄金法则[M].北京:金盾出版社,2012.

[12]汪东风等编著.健康饮食知多少 食品营养科普问答[M].北京:化学工业出版社,2012.

[13]王瑞主编.老年饮食营养与健康[M].广州:广东科技出版社,2018.

[14]崔玉涛著.宝贝健康公开课 营养与饮食[M].北京:中国盲文出版社,2017.

[15]张华峰著."食"说新语 饮食营养安全大讲堂[M].北京:中国医药科技出版社,2018.

[16]姚廷周编著.合理饮食,吃出健康[M].北京:中医古籍出版社,2017.